U0363478

航空药理学

[美] 维吉尼亚·沃特龄 著
李玉娟 译

中国科学技术出版社
·北 京·

图书在版编目（CIP）数据

航空药理学 /（美）维吉尼亚 · 沃特龄著；李玉娟译 . —北京：中国科学技术出版社，2017.9

书名原文：*Space Pharmacology*

ISBN 978-7-5046-7528-6

Ⅰ. ①航… Ⅱ. ①维… ②李… Ⅲ. ①航空航天医学—药理学 Ⅳ. ① R859

中国版本图书馆 CIP 数据核字 (2017) 第 118300 号

责任编辑 单 亭 崔家岭
装帧设计 中文天地
责任校对 王勤杰
责任印制 张建农

出　　版 中国科学技术出版社
发　　行 中国科学技术出版社发行部
地　　址 北京市海淀区中关村南大街16号
邮　　编 100081
发行电话 010-62173865
传　　真 010-62179148
网　　址 http://www.cspbooks.com.cn

开　　本 787mm × 1092mm 1/16
字　　数 150千字
印　　张 9
印　　数 1—2000册
版　　次 2017年10月第1版
印　　次 2017年10月第1次印刷
印　　刷 鸿博昊天科技有限公司
书　　号 ISBN 978-7-5046-7528-6 / G · 751
定　　价 35.00元

内容简介

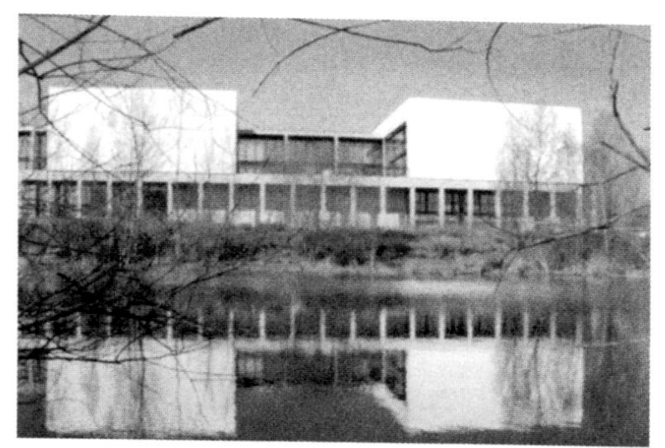

该书阐述了在载人航天飞行以及地面模拟失重的过程中，与药物吸收、分布、代谢、排泄相关的生理学变化，并总结了实际航天员用药的药物动力学数据、地面模拟失重模型（包括人和动物）的药物动力学数据，进而深入分析了失重条件下药物动力学的变化规律。同时对机体的其他系统，如骨骼肌、神经系统等在失重和辐射条件下的变化进行了总结，以期为空间用药规律提供可借鉴的指导。

目前航天失重条件下的药物动力学研究极为少见，本书总结了有限的航天员实际样本和地面模拟的药物动力学数据，对此类研究是有利的补充，也为本领域的研究人员提供了重要参考。该书为如何认识与药物动力学相关的航天失重生理变化、用药规律、用药安全、剂量和剂型设计等提供了重要依据。

作者简介

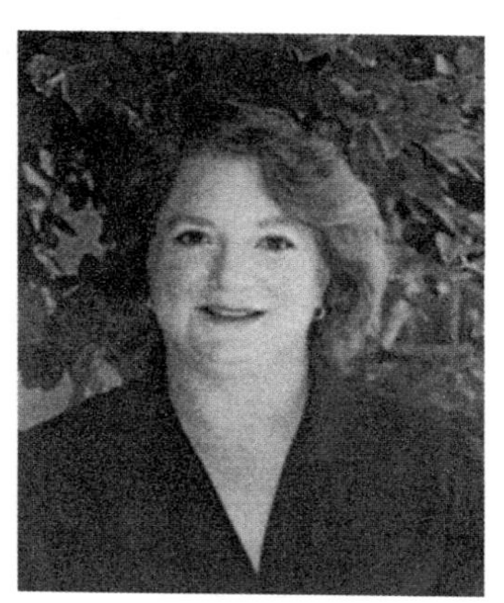

维吉尼亚·沃特龄是大学空间联盟的空间生命科学系的高级科学家，还是美国航空航天局约翰逊空间中心药理学部的负责人。她在佛罗里达州立大学获得化学理学学位，在圣路易斯大学获得药理学和生理学博士学位。她的研究领域为药作用机制、药物吸收、基因和蛋白质表达等。

2009 年，她开始指导约翰逊空间中心（JSC）的药理学实验室，任务是确保空间飞行中医学的可预测性、有效性和安全性。空间飞行环境包括几项非常规身体刺激：失重，流体漂移，辐射增大，昼夜感消失等。每一项刺激都会改变正常的生理学状态，改变药物的吸收、分布和代谢及和生理学目标的相互作用。现在的项目还有空间飞行中的基因和蛋白质表达。沃特龄还指导学生、实习生，参与相关研究领域的大学教学，她是休斯顿大学健康和人类行为系的兼职教师。

CONTENTS | 目 录

第四章　代谢和排泄

第五章　中枢神经系统

第六章　心血管系统

第七章 胃肠道系统

第八章 骨骼肌系统

第九章 多系统空间飞行影响

第十章 结论：长期探测的特殊挑战

缩略词

参考文献

第一章　前　　言

美国航空航天局（NASA）监测到的空间飞行风险之一是治疗处置失败。由于地面医疗实践，包括治疗用药，肯定会用作空间任务中的使用基础，对于空间任务遇到的实际环境，药物的作用可能不够理想。这可能是或由于机体的变化（发生在空间飞行环境中的生理变化）；或是由于储存药物的变化。本书同很多药理学参考书一样，将药物动力学和药效学相结合，依次探讨每一个主要的药物动力学因素和每一个主要的生理靶系统，涉及当前和过去的飞行实践（空间飞行证据部分）以及地面实践（空间飞行模拟部分）。

在空间飞行期间，机组人员服用的药物其作用可能不同于地面的作用，但是在空间飞行实践 40 多年来，关于在空间任务期间药物使用的大多数问题依旧未得到回答。对药物实际使用结果的认识不充分，可能会导致治疗不充分，甚至可能在某些情况下会降低人的工作效率和健康。已经有证据显示这种情况已经发生在空间飞行期间和飞行之后即刻。对空间飞行中药物应用的基础认识必须提高，从而保证飞行医生和机组人员对飞行中用药做出更好的选择。

空间飞行环境

空间飞行环境会导致人体生理学的变化，这些变化是过去几十年中大量研究的主题。但是，这些研究因基于小样本受试者和不能区分空间飞行中不同的应激因素（如辐射暴露和失重）而意义有限。在每一个生理系统中，空间飞行导致的生理变化的细节还未被完全认识。尽管存在这个事实，几乎没有在改变的生理系统中药物功能的相关信息，机组人员仍采用药物治疗以减少或阻止医学问题。

在不同寻常的空间飞行环境中，关于药物使用主要有两个关注点。第一个是在空间飞行环境下，药物对被空间飞行环境改变的机体的作用机制，目前假定和地面上的作用机制相同。这个假设基于道听途说的可接受的治疗结果，还未经过系统验证。被空间飞行改变的生理系统的范围之宽和经历的变化程度显示，使改变的药物机制似乎是可见的。由于飞行任务延长包含了更远距离的探测，将要面对的问题变得更加可能。第二个关注点是必须建立药品储存的一致性，以保证每个剂量下活性化合物有足够的量以及保证降解为毒性化合物的程度最小化。这个风险也依赖于任务时间，因为更长时间的探测级任务可能不包括补充再供给的机会，并要求药物比地面上有更长保存期限。

在空间飞行中，机体经历很宽范围的变化，历史上机组人员会面临多种不适。空间运动病、睡眠障碍、鼻窦充血、头疼、身体疼痛和小的感染是最常报道的健康问题（Putcha et al. 1999；Clement 2003）。

药理学干预经常用于减轻影响机组人员功能的急性症状，以及减小对机组人员机体的长期损伤（Putcha et al. 1999）。以地面用药实践为指导，尤其是来自于军事和商业的飞行医学实践经验，来决定药物和剂型。假定药物在空间飞行中作用于机体的方式与在地面上的作用方式相同。该假设还未在目前在飞行中使用的所有药物或更长的航程中可能需要的其他药物上适当验证。

在地球上，暴露于 1 G 重力场以及通过地球大气层防护宇宙射线，人类机体可很好发挥其功能。当机体失去重力和脱离大气后，会看到很多变化（表 1.1）。胃肠道运动能力减弱。内耳的耳石不再依赖于毛细胞，不能给大脑发送关于运动和本体感觉的有意义信号。骨骼受到破坏，伴有尿液中钙离子增加从而导致肾结石形成。尤其是那些不常使用的肌肉会发生萎缩，也会发生心血管系统异常比如心律失常。辐射暴露会增加 DNA 损伤的风险，从而导致细胞死亡或癌症。免疫系统功能会减弱。这些变化虽然已经被描述，但是目前没有一个被充分认知。关于引发和抑制这些变化的机制的很多问题仍未得到回答。

表 1.1 对药物治疗中的不确定性有贡献的可能因素 1991 列表。每个因素的作用（或者可能缺乏）仍然大量未知（Santy and Bungo 1991）。SAGE 许可使用

在空间环境中影响药理学功效的因素	
操作上	
	机组人员昼夜节律变化
	不正确或不充分的剂型
	不正确的剂量方案
	使用多种药物
	舱室生命支持变化
生理上	
	对空间飞行环境的生理适应
	SMS 症状
	GI 运动能力变化
	营养或能量需要的变化
心理上	
	对空间飞行环境的心理适应
	在正常药物代谢中的生理变化
	体液房室的变化
	心理应激指标的变化

而且，重力不是起作用的唯一因素。运动诱导的疾病在地面旅行中是很常见的，当然在空间飞行中也会起作用。航天员处在高压的工作中，飞行是他们工作效率处于峰值的最关键时间。由于发射和着陆处境的限制，

去卫生间是不可能的，因此这些航天员倾向于自发地（可能无意识地）减少摄入，这可能会使体液丢失。在发射的急性应激结束后，其他的因素变得更为重要。辐射暴露可能加重免疫功能降低。同时，不理想的公共卫生系统会导致来自自己和其他机组人员的微生物暴露增加。缺乏隐私和与家庭分离都会导致精神压力，其或许会有生理后果。缺乏昼夜节律的提示，以及私有的、安静的、黑暗的睡眠区域，可能会导致睡眠困难。这会进一步危及身体健康。几乎这些额外的因素都会影响航天员的健康。

一些被认为是由于低重力引起的问题，或许实际上是由航天员通往低重力的必经过程的超重力条件引起的，尤其是发射和着陆的重力过载时段。这或许可以解释为什么一些失重模型（也称作空间飞行模拟）似乎不能有效重现机组人员实际经历的环境。

药物服用

地面上典型的临床实践中，患者咨询他们的医师并获得应该使用哪种药物、怎样使用药物的建议。然后根据医师的建议由药师分发足够的药物来治疗患者。药物及剂型推荐记录由医学专业人士保存。假定患者遵从使用说明。机组人员处于特殊的环境中，他们被提供了一个预先包装好的药盒，在空间飞行中来满足几个人的几个月需要。他们有机会咨询地面飞行医生，但是他们可以自由接触药盒，当他们看见药盒时能自主服药。这意味着药物使用记录可能不总是完全的。人们试图从飞行后任务报告获得药物使用信息，但机组人员很难回忆起几周或几个月前所有的药物使用、指征和副作用。

约翰逊航天中心（JSC）药物治疗研究组近期的数据挖掘活动为研究学者提供了一类可用数据例子。其假定飞行期间的药物效力不同于地面使用的效力，但在任何一个研究中都没强调过这个问题。在一项使用机组人员的医疗记录信息测定空间运动病（SMS）治疗效果的尝试中，约翰逊航天中心药物治疗研究组要求信息学研究组收集引用的主题信息，从而用来研究。这样的数据库包含从 STS-1 到 STS-94 中 88 个飞行任务中，511 个机组人员的部分医疗总结报告。

第一个重要的发现是，仅有 62% 机组人员回复了医学任务报告调查问卷。而且在这些报告中，至少有 35% 的问卷是不完全的。数据极度缺失导致从这些发现中得出结论非常困难。但是，分析了来自 132 个机组人员服用的总剂量为 387 的抗空间运动病的药物数据。每一个参与报告的机组人员每个飞行平均服用 1.9 倍剂量；服用最高是 9 倍剂量。在飞行 0 天时（发射当天）55% 剂量用于预防。异丙嗪（合用或不合用右旋苯丙胺）是最常用选择，经常被报道是有效的（图 1.1）（Putcha 2009）。但是考虑到一半的机组人员数据都是缺乏的，很难对这个结果给出更多权重。机组人员是否不受 SMS 的困扰、服药是否具有满意的效果、使用的药物是否有效、是否经常重复剂量、是否将 SMS 药物与其他药物合用等，都是未知的。

本文的目的在于评价当前空间药物使用的科学文献，决定急需研究哪个领域进而降低空间飞行中的药物使用风险。约翰逊航天中心药理准则的

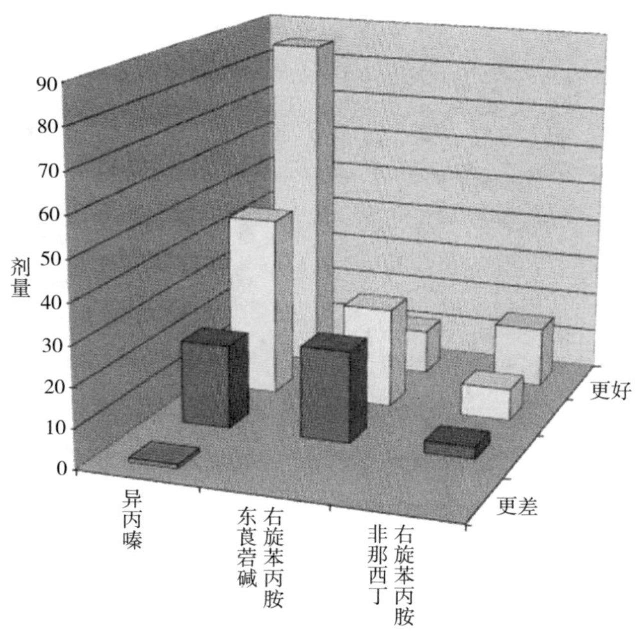

图 1.1　在航天飞行中空间运动病药物使用的比较

y 轴表示列于 x 轴上每一个药物的使用剂量。自我报告的药效显示于 Z 轴（Putcha 2009）。NASA 开放资源

作用是，保证机组人员和他们的医师拥有空间飞行中可能的药物机制信息。药物选择，包括制剂和强度选择、使用原则和剂量，都归于飞行医学和临床药学的范围。

药理学原则的基础

药理学是研究药物以及它们怎样作用于机体。任何能与机体相互作用的化学物质均可以被认为是一个药物或药理试剂，虽然仅是包含那些为了获得某种有意义的治疗效果，如治疗某种疾病或促进损伤愈合，而有目的服用的试剂。（无目的服用的或者那些产生非预期效果的化学药品常被认为是毒素，它们的研究称作毒理学（Gilman et al. 1990）。这个药物定义包括非处方药物外的食物、饮料、增补剂、草药、处方药和消遣性毒品。

对于那些用来治愈疾病或减轻症状的药物来说，药品、药理试剂和治疗试剂，是通用术语。所有的药品都是药物，但是某些药物用于治疗，不被认为是药物。例如，尼古丁和酒精虽然过于用于治疗，也曾被认为是治疗药物，但目前认为二者不是药物。

药理学研究可以被分成两个主要的亚领域，药物动力学和药效动力学。药物动力学是研究当药物被吸收入体内、转运至全身各处，然后被降解或者消除时，机体怎样作用于药物。这些概念首字母缩写词为 ADME，即吸收（Absorption）、分布（Distribution）、代谢（Metabolism）和排泄（Excretion）。药理学的另一方面，是药效动力学，是研究药物如何作用于机体，与组织、细胞、小分子相互作用而产生预期效果。

第二章　吸　　收

吸收是药物离开服用位点转运进入血流的过程。吸收的速度和程度取决于给药途径和药物的理化性质。这些包括剂型，不仅涉及药物是否为药丸、胶囊、液体或喷雾，而且还涉及粘合剂、包衣和在特定剂型中用的矫味剂（Gilman et al. 1990）。机体的生理状态在吸收中也起到重要作用。脱水状态、胃是否满或空及最后一餐的脂肪含量，也会直接影响药物在肠道的吸收，但或许不会直接影响胃肠道的运动性。空间飞行直接或间接地改变了人类生理学的很多方面，因而它具有显著性影响吸收的潜力，在飞行期间给予药物时必须认真权衡这一点。

服药途径有多种，包括口服（PO）、静脉注射（IV）、肌肉注射（IM）、皮下注射（SC）、经皮给药（TD）、直肠给药（PR）和经鼻腔给药（IN）。给药途径由医师选择，取决于药物性质、可用的特定给药剂型、被肝脏酶快速失活的敏感性（也就是首过代谢）以及患者的能力和嗜好（表 2.1）。

表 2.1 给药途径

途径	优点	缺点
IV	最快的效果	必须由受过训练的人员给药
	无首过代谢	有损伤的风险，尤其是在飞行中
	100% 可生物利用	仅适于水溶性药物
IM	快速效果	经训练可自行给药
	70% ~ 100% 可生物利用	
IN	给药方便	本剂型药物很少
	5% ~ 100% 可生物利用	慢速的效果
PO	给药方便	慢速
	5% ~ 100% 可生物利用	首过代谢可能会很明显
TD	给药方便	很慢的效果
	80% ~ 100% 可生物利用	本剂型药物很少
	延长吸收	

生物利用度是与吸收紧密联系的一个概念，它指的是目标组织中药物最终被利用的量。它主要由药物组成决定：药物有效成分与什么辅料混合、一起包衣、用什么包衣，制成特定丸剂、膏剂或其他剂型。这些组成物质大多数是无活性的成分，但它们是影响活性物质吸收的重要元素，在药物设计和测试过程中经常要认真考虑。同一剂量不同配方或会表现非常不同的生物利用度（Kopacek 2007）。例如，对于一个相对疏水的化合物来说，一个口服剂量要求 800 mg 的微丸在水溶性胃肠道液体里获得溶出，其中 400 mg 被转运到血液循环。对于同一个药物，可能使用 400 mg 的透皮贴剂就可使 400 mg 转运到血液循环。遵循着同样的原则，一个减少对胃刺激的包衣片或许需要制备成更高的剂量，才能达到未包衣片剂相同的血浆浓度。

最经常用的给药途径是口服（PO）。一些试剂可以通过鼻腔（IN）或透皮（TD）途径方便地给药来获得好的效果。对很多试剂来说，肌肉内给药（IM）方式也很好，但是要训练患者。其他试剂必须经静脉注射给药（IV）获得好的效果，主要是绕过了吸收问题，使这个途径非常有利于紧急情况，也有利于那些水溶性极差的药物。但是这个方法需要受过良好训练的执业者和稳定的环境，还有损伤的风险（Gilman et al. 1990；Kopacek

2007）。在飞行中，PO 和 IM 途径是最常用的给药途径（Putcha 1999）。因为教给机组人员自行肌肉内注射（IM）是可行的，所以这些注射方式在空间飞行中比在实际患者群体中更实用。

药物的化学性质影响其吸收。水溶性药物可以快速溶出，可以向水一样在机体组织中自由分布。一般来说，化合物的疏水性越强，它溶出和分布的速度就会越慢。药物的水溶性程度也受 pH 值的影响，弱酸可以在胃中以非离子化的形式吸收。因而 pH 值是吸收位点的决定因素：一些药物在胃酸性环境中溶解度更好，但是其他药物离开胃后 pH 升高才会溶解。疏水性药物如果通过透皮给药或者缓慢的注射，生物利用性会更好。虽然透皮给药提供了慢速、持续的药物转运，但如果在要求作用迅速的条件下，它或许就太慢了。注射途径经常用于紧急情况。一些疏水性药物经常被口服转运，一般提高剂量来允许不完全的吸收。亲水性药物更加多样，可以被制成经多途径转运，口服是最典型的，因为其最易被患者接受（Gilman et al. 1990；Kopaeck 2007）。

实际吸收位点取决于给药途径和药物的化学性质。除静脉注射的情况外，药物需要穿过很多半透膜，每一类膜都有其自身特点。不同组织间细胞间的致密连接有不同的透过性，一些膜上含有用于转运小分子的内嵌蛋白。在一些组织中会有其他的屏障，比如胃肠道的黏膜层和皮肤的死细胞层。药物分子可以通过各种机制穿过细胞膜。尤其是那些不带电荷的小分子，可以发生被动吸收。细胞膜上的促进或活性转运蛋白可能会识别药物分子上特定的化学作用位点（转运体所设计位点相似），携带药物穿过细胞膜。蛋白经常伴随着水通过胞饮机制被携带入细胞（Gilman et al. 1990；Kopaeck 2007）。

脂溶性或弱酸性口服给药的药物易于在胃中吸收。但因其较低 pH 值、较小的吸收面积和相对短的接触时间，不是很多的药物都在胃中吸收。蛋白药物会立即被胃酸变性。胃的黏膜层相对比较厚，生理上限制了胃内容物向黏膜的暴露。但是，一般来说，药物大部分在小肠吸收，因为巨大的表面积和较长的小肠暴露时间。沿着小肠的长度，在十二指肠处为 pH 值 4，变化到再低回肠处 pH 值为 8，意味着某些地方沿着 pH 值连续变化，有助于任何离子化合物的吸收（Gilman et al. 1990；Kopaeck 2007）。对于研究来说，口服乙酰氨基酚被认为是用于吸收的标准，因为其在小肠中易于被动扩散而快速被吸收（Clements et al. 1978）。

在不同的口服剂型中，药物吸收速率和位点有巨大差别。肠包衣片使药物在胃酸环境下溶解度降低，如果药物对胃组织有刺激性或者易于酸降解，这是人们期望的。缓慢释放剂型用不同的包衣材料和赋形剂延长释放速率，这有利于维持恒定的循环浓度用于慢性治疗，但是可以减少或延迟在给予起始剂量后的血浆浓度（Shargel et al. 2005）。

所服用药物的理化性质和机体的生理状态，不是决定活性成分最终血浆浓度的唯一因素。在患者自行服药的情况下，患者的依从性或是否遵循说明，可起到重要作用。患者依从性差常会导致药物低于服用剂量。平均来讲，患者自行服药量低于他们总处方药量的 80% ~ 85%（Kass et al. 1987；Cramer et al. 1989；Kruse et al. 1991；Kruse et al. 1992；Kruse et al. 1993；Saini et al. 2009）。在一些情况下，医师通过指示使用比实际高的剂量，来进行补偿（Urquhart and Vrijens 2006）。更低频次的给药（有时更高的剂量）在比预想的更多情况下是可以接受的，因为对于特定药物来说，药物作用机制涉及药物浓度低于治疗浓度后的一段时间级联事件的激发（Mattie et al. 1989）。已经表明在每天 3 次或更少的剂量下（1 次 / 天，87%；2 次 / 天，81%；3 次 / 天，77%），与每天 4 次相比（39%），依从性有很大改善（Cramer et al. 1989）。但是与每天 2 次或 3 次相比，每天 1 次的依从率仅改善了一点点。很多测定和 / 或提高依从性的监测系统正在研发，大多数在药瓶上采用电子标签（Kruse and Weber 1990；Kruse et al. 1991，1992，1993；Vrijens and Urquhart 2005；Takacs and Hanak 2008），但是在飞行任务中还没使用这样的系统。目前，想知道机组人员在飞行中服用了什么的唯一途径就是询问，通常是以医疗咨询或科学研究的形式。

所有影响服用药物血浆浓度的这些因素，似乎使获得恒定的治疗浓度不太可能。大多数临床使用的药物在错误的情况下也能是有毒的；实际上据说任何药物在错误的剂量下都可以变成毒药。在药物研发和许可的过程中会考虑这一说法。用作药品的药物一般在一定的血浆浓度范围内是有效的和安全的。这就是为什么相同的剂量甚至可用于体重有很大区别的患者。大多数美国食品药品监督管理局（FDA）许可的药物有相对宽的安全范围，药理学家称其为“治疗指数”，将其定义为LD_{50}/ED_{50}。这是一个剂量比值，在这个剂量比值下50%的患者死亡（LD_{50}，由动物实验外推证明）和50%的患者经历了预期的治疗效果（ED_{50}）的剂量比值。浓度－响应曲线的斜率是治疗指数的一个粗略指标，而更高斜率的药物具有更窄的治疗指数。治疗指数小于3的药物被认为治疗窗狭窄，建议医师密切监测患者中的副作用，甚至患者体内循环血浆浓度。最安全的药物是那些治疗曲线和毒理曲线没有重合的药物，典型的治疗指数至少是10。

在一定的循环浓度内的药物可以是安全的、有效的，这个事实可导致剂量和给药时间的灵活性。虽然这一点还未经直接测试，但这个事实或许意味着，对任务过程中经受体重丢失，以及在任务不同时间点经受长期或短暂的体液丢失的机组人员来说，或许并不需要改变给药剂量（尤其是那些治疗指数宽的药物）。

生理状态

几个生理因素可以影响吸收。水化状态影响以任何途径服用的药物吸收，胃肠道的运动性、血流、pH、微生物环境和呕吐特别影响口服药物的吸收。Fleisher及其同事深入综述了这些效果（Fleisher et al. 1999）。

水化状态影响药物的血浆浓度，如果血浆容积减少，血浆浓度会有明显升高。这个效果将更趋向影响浓度－时间曲线的消除相，因为药物浓度随时间降低。已经很好地表明在因脱水体重降低了7%～12%的动物中，服用的兽药峰浓度最终不受影响，消除半衰期分别增加2～4倍（Elsheikh et al. 1998）。这些实验很少在人类受试者上进行。这些文献例子中的动物大量来自北非，它们可能已经很好地适应了干燥环境。无论如何，已经看到在空间飞行中慢性脱水的强度是体重的1%～2%，只有在午餐的时候有暂时升高。

运动性受神经系统调控（Crema et al. 1970），主要是通过毒蕈碱受体、乙酰胆碱受体实现。东莨菪碱是阻断这些受体的抗呕吐药物，能降低运动性（Katzung 2007）。虽然运动性是否直接受微重力的影响仍然未知，但是运动性确实受飞行中使用的空间运动病（SMS）治疗药物（东莨菪碱和异丙嗪）的影响（Wood et al. 1987；Wood et al. 1990；Davis et al. 1993a）。未见东莨菪碱的剂量时间点和数量记录，因而很难解释其作为空间运动病治疗药物的有效性以及见到的相关意外效果。

地基证据预测东莨菪碱首剂量后，胃排空将减慢，这将会导致后续服用的药物和营养成分向小肠移动减慢。弱酸类药物因为在胃中的时间增加，所以在胃中吸收将增加，但对于大多数药物来说，尤其是碱性药物，吸收更易于发生在小肠的中部。如果胃酸有降解作用时，抗毒蕈碱的药物将延缓吸收，甚至减少吸收。改变的吸收能力依据使用剂量能持续很多小时。

肠道中食物的存在将会通过多种机制影响口服药物的吸收。食物影响胃排空速率，不同的食物类型有不同的效果。食物本身和药物能相互作用，改变其活性或吸收（McLachlan and Ramzan 2006；Smith et al. 2009a）。这种情况很好的例子是四环素和钙螯合，指导患者避免将富含钙的食物与四环素一起服用（Kakemi et al. 1968a, b）。胃中食物的存在会促进胃酸和消化酶的释放、提高局部血流，消化过程所有环节和因素都影响药物吸收（Dressman et al. 1993）。饮食 2 小时内服药将延迟达峰时间、降低最大浓度。但是，药时曲线下面积，这是药物对时间总量的一个测量值，不会受肠道中食物的影响，因此这项发现不会影响指导患者用药（Oosterhuis and Jonkman 1993）。肠道内食物的存在也会提高胃肠道（GI）和肝脏血流，这可以改变经肝代谢引起的药物代谢。这会在下面的代谢章节里更详细地讨论。

身体位置对胃排空的影响被广泛研究，最早报道于 1918 年（Denuys and Henrique 1918）。身体位置或姿势影响胃排空速率广为人知（Rumble et al. 1991；Oosterhuis and Jonkman 1993；Queckenberg et al. 2009）。在一项立位与卧位（或睡眠或卧床中的一天）比较的研究中，改变体位显示影响药物的血浆峰浓度（图 2.1）（Roberts and Denton 1980）。在不同研究中，与左侧卧或站立相比，右侧卧中对乙酰氨基酚的血浆达峰时间减慢了 50%，可能是因为

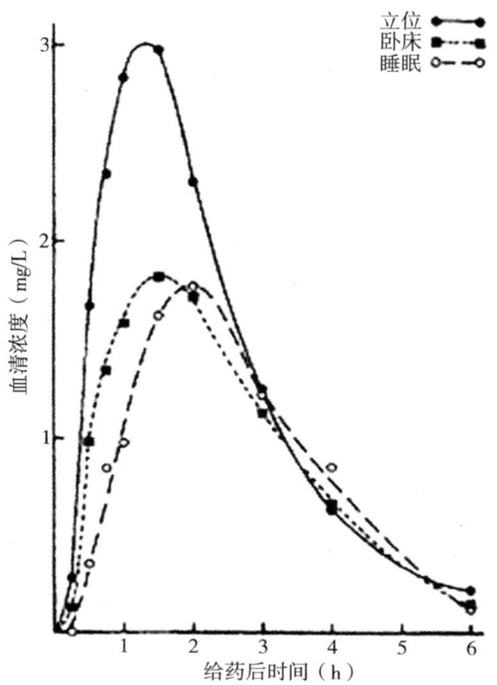

图 2.1 给予正常男性受试者阿莫西林（250 mg）后平均血清阿莫西林水平

注：卧床和睡眠（都是卧位）显示出一致结果，与立位组非常不同。[来自于 Roberts and Denton（1980）] Springer 许可使用

胃内容物在幽门位置加速了在后两种条件中的胃排空（Renwick et al. 1992）。失重是否对胃功能有直接影响还是没有影响还未被充分研究，但是从上述讨论的结果来看，在报道的体位对胃功能的影响中，重力如果不是主要作用，那也肯定起作用。在 20 世纪 60 年代首次载人飞行前，有关于在失重条件下食物消耗和消化是否可能的推测，但是当约翰·格伦在轨消耗了第一个食物后，这个推测很快就被搁置了（Smith et al. 2009b）。

证据表明肠道菌群的优势物种在空间飞行中会发生变化，也就是说，某些物种在数量上降低或其他物种增加（Shilov et al. 1971）。一般来讲，微生物可以影响药物吸收是很清楚的（Fleisher et al. 1999；Schneeman 2002）；是否飞行中可见的变化会显著影响药物的吸收，还没有被完全确定。

空间飞行证据

关于空间飞行影响药物吸收的研究非常少见，这些研究包含在甘迪娅及同事（Gandia et al. 2005）的研究综述中。来自于很少几个航天员的有限飞行数据是存在的（Cintrion et al. 1987a；Cintrion et al. 1987b；Putcha et al. 1996）。在人体卧床过程中进行了更多精细的研究，但是与飞行相比，头低位卧床模型对于吸收研究的有效性，还未被测定。（Gandia et al. 2003）。

对乙酰氨基酚是测定药物动力学（PK）吸收的一个公认标准（Clements et al. 1978），在口服吸收后，其达峰时间大约在 1 小时，半衰期大约 2 小时（Clements et al. 1978；Ameer et al. 1983）。森翠恩等（1987a）报道了两个案例研究显示，在飞行早期对乙酰氨基酚峰浓度降低和达峰减慢（图 2.2）。对人类研究来说重复数量是很少的，这类动力学研究采样频率很低（这些参数受任务的影响）。而且不清楚受试者是否服用其他药物。来自其他三人（A，B，C）的数据显示了极大的变异性（图 2.2）。在飞行 1 ~ 2 天，个体 B 和 C 峰浓度降低。个体 A 显示吸收低于飞行前实验基线。遗憾的是，数据缺乏和巨大变异性阻碍了确切结论的得出，但值得注意的是，这些结果与仰卧的受试者体内速率减慢和峰浓度降低相似（图 2.1）（Roberts and Denton 1980）。

最近的一项综合研究显示吸收动力学有相似的降低。给予国际空间站（ISS）5 位长时间未服用其他药物的机组人员（未标明任务天数）对乙酰氨基酚片后检测，发现达峰时间减慢了 60%（图 2.3）。曲线下面积（AUC），是吸收药物的总量，未有改变。当对乙酰氨基酚以胶囊剂而不是片剂服用时候，达峰时间加快了 30%，AUC 还是未有变化（Kovachevich et al. 2009）。达峰时间的变化或许反映了药丸或胶囊在胃中位置的变化。在地面上，胶囊内有少量空气，漂浮在胃的液体内容物上面，而片剂沉向幽门。没有了地球重力的影响，任何一种药物在胃中的表现是不同的。但是由于药物的吸收总量没有变化，唯一的变化是达峰时间的变化，因而可能并不

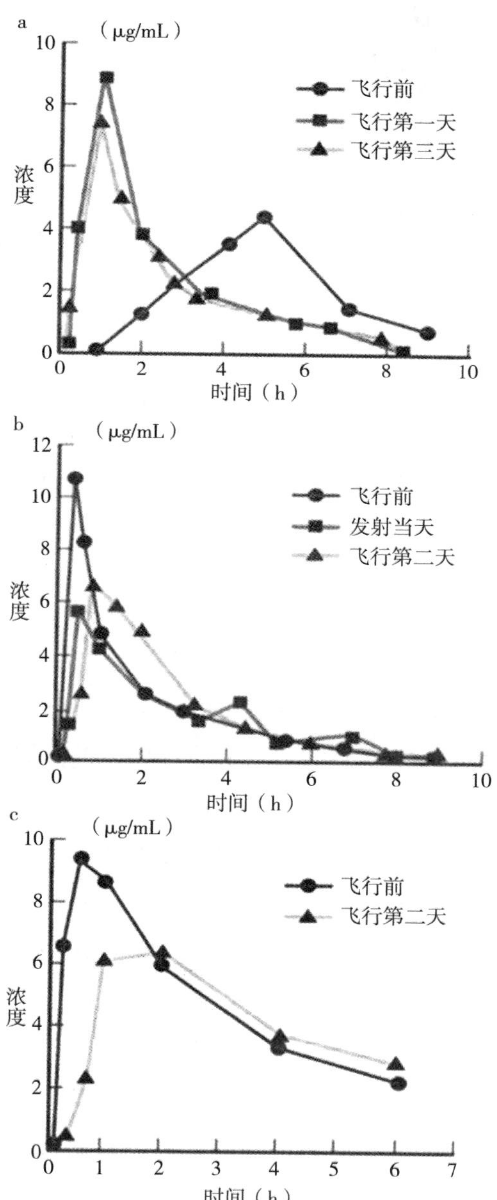

图 2.2 飞行前和飞行中三个不同个体的唾液中对乙酰氨基酚浓度（Cintrion et al. 1987a）。NASA 开放资源

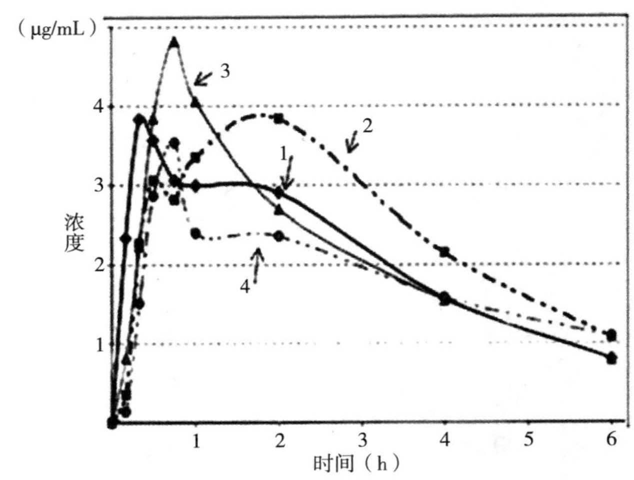

图 2.3 对乙酰氨基酚的平均药动学曲线

1. 片剂，地面；2. 飞行中片剂；3. 胶囊，地面；4. 飞行中胶囊。

注：飞行对于片剂和胶囊的影响不同（Kovachevich et al. 2009）。Springer 许可使用

需要改变处方。

希特朗等人发表了一些来自于唾液中东莨菪碱的案例研究，还是来自 3 个个体，并采用了低于较优的采样频率（图 2.4）（Cintron et al. 1987b）。东莨菪碱以吸收不规则闻名，不是用于评价吸收过程的一个好工具（Pavy-Le Traon et al. 1994；Saivin et al. 1997），但在做这个实验的时候，它被认为是有临床意义的。记住这个说明，峰浓度结果实际是高度变异的，但是有意思的是，在每个例子中，不论东莨菪碱在飞行前、飞行中或飞行后服用，都在给药后大约 2 小时达峰（图 2.4）（Cintron et al. 1987）。在另外一个低重力模型中，抛物线模型，东莨菪碱胶囊大约在服用 1 小时后达到峰浓度，比片剂晚 15 ~ 20 min（Boyd et al. 2007），但是应该注意到这个模型包含加速重力和失重阶段，不能不考虑它们的影响。

这些飞行案例研究似乎显示，空间飞行中口服吸收还比在地面上变异性更少。要很清楚地得出结论，人们必须收集额外的数据。但是，这些初步的结果（大多数是案例研究的形式）不能表明空间飞行显著影响药物吸收。

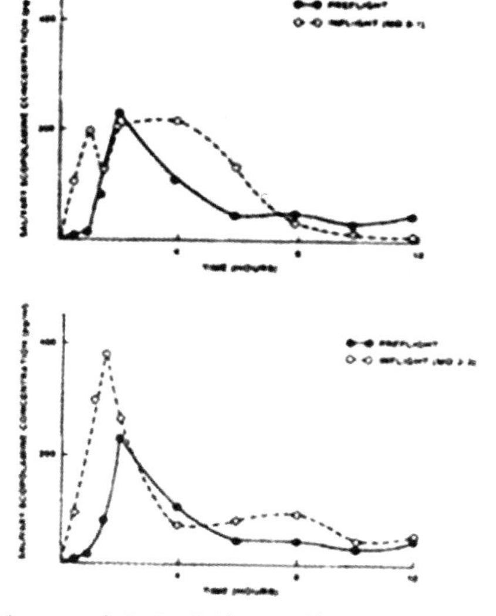

图 3 一名机组人员口服给予 0.4 mg 东莨菪碱和 5 mg 左旋对乙酰氨基酚后，东莨菪碱唾液浓度对时间曲线

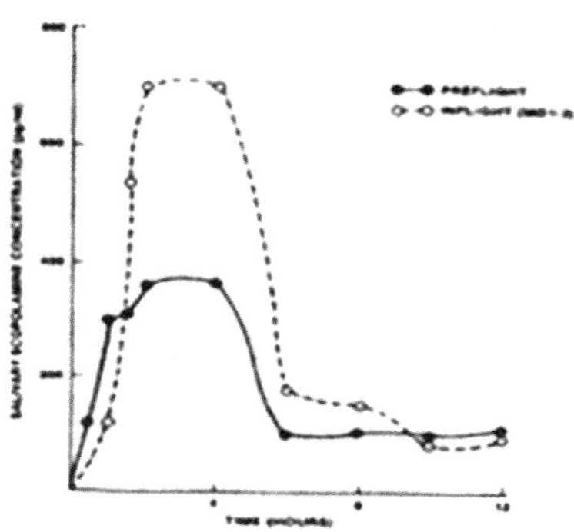

图 5 一名机组人员口服给予 0.4 mg 东莨菪碱和 5 mg 左旋对乙酰氨基酚后，东莨菪碱唾液浓度对时间曲线

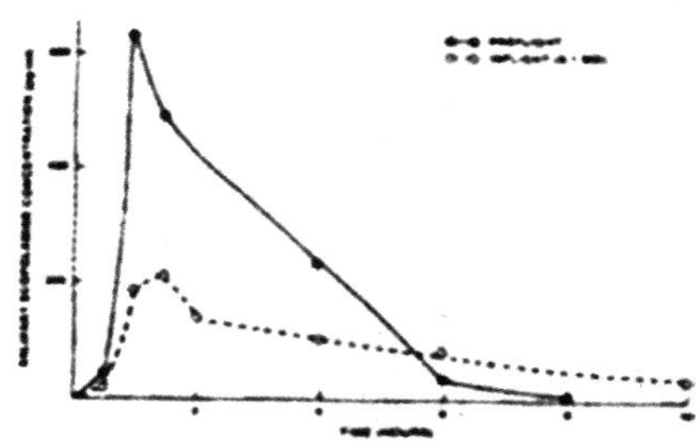

图 4 一名机组人员口服给予 0.4 mg 东莨菪碱和 5 mg 左旋对乙酰氨基酚后，东莨菪碱唾液浓度对时间曲线

图 2.4 飞行前和飞行中唾液中东莨菪碱浓度

上两图来自于同一机组人员；下两图来自于两个其他个体，在图标所示飞行天数测量（Cintron et al. 1987b）。NASA 开放资源

空间飞行模拟研究对吸收和相关因素的影响

卧床几天至几月，尤其是头低位倾斜 6° 卧床，半个世纪来被之泛用作失重模型。它模拟（尽管不完美）机组人员在空间飞行中经历的体液漂移，这是其用于吸收研究中的主要吸引人之处（Pavy-Le Traon et al. 2007）。卧床的受试者一般是不活动的，尤其是那些支撑机体站立姿势和保持平衡用到的大肌肉，模型是以另外一种方式模拟空间飞行（Krasnoff and Painter 1999）。但是卧床或不活动对胃肠道（GI）功能的影响还未在健康受试者中被很好地研究，因此这个模型不该被认为是经过了充分评价的

药物动力学研究模型。而且，在卧床研究中观察到的体液漂移和脱水不能重复飞行数据（Drummer et al. 1993；Norsk et al. 1995；Leach et al. 1996；Johansen et al. 1997）。

通过补充甲状腺激素，来试图改善卧床作为空间飞行模型，至少取得了部分成功，但这个更新的模型还未被广泛采用（Ito et al. 2010；Lovejoy et al. 1999）。应激和代谢效应似乎在模拟实验和实际飞行间也是不一致的。必须谨记这些问题来严格评价卧床数据。

在 2001 年（10 个受试者）和 2002 年（8 个受试者）甘迪娅及其同事指导了一项 80 天的卧床研究（Gandia et al. 2003）。受试者在卧床 0、1、18、80 天被给予了 1 g 对乙酰氨基酚胶囊。按时间收集血浆和唾液样本用于分析药物浓度。结果显示随着卧床时间的延长，血浆浓度达到峰值的时间提前，达峰时间从约 2 小时缩短到小于 1 小时。相似的，随着卧床时间的延长，达峰浓度升高，在卧床 80 天的时候大约增加了两倍。唾液的结果与来自血浆的结果一致（Gandia et al. 2003）。与立位受试者达峰时间延长 10 ~ 15 倍相比（n=8）（Nimmo and Prescott 1978），本研究直接与卧床研究（给药前 2 小时）相冲突。是否剂型或倾斜程度（卧位或头低位 6°）可以解释本差异仍然是未知的。

一项含 6 个志愿者参与的研究表明，3 天卧床不显著影响四环素的吸收（Schuck et al. 2005）。遗憾的是，虽然这个药物是个重要的抗生素，3 天卧床仅是本研究测量的唯一时间点，因此这些数据利用性很有限的。

吸收总结

在最差的情境中，如果吸收显著提高，尤其是治疗指数窄的药物，血浆峰浓度将升高进入毒性范围，导致治疗过量。相应的，如果 GI 血流速度低或呕吐会导致药物没有吸收，仿佛药物从未被服用过，最初的症状依旧未得到治疗。虽然这些情境是不可能的，但它确是威胁生命的或存在于飞行任务中的。

而且，很多轶事样报告强烈地显示在空间飞行中药物吸收没有显著变化，对乙酰氨基酚是测定吸收的金标准，在飞行中它被很多次用于治疗（而不是科学地使用）。目前，还没有来自机组人员或飞行医生的报告显示对乙酰氨基酚是无效的，或它可以引起过度治疗的症状。

人们还不知道吸收在飞行中是否被改变。可用的飞行数据是以观察为基础的，和假设驱动相反（分类Ⅲ）。控制研究对飞行模型包括卧床（分类Ⅱ）有贡献，但是关于药物吸收，这些模型的有效性还未建立。系统地记录机组人员症状、使用的治疗方法、观察到的有效性以及对副作用的描述，对决定某些特定药物是否需要深入的吸收研究，都是极为有用的。

第三章　分　　布

分布是药物离开血流和进入机体组织，包括靶器官的过程。灌注在全身是不均匀的，主要是因为在不同的组织和器官的灌注速率不同。大多数药物一旦被吸收，不会在机体中均匀分布。亲水性药物趋向停留在血液和组织间隙内。疏水性药物趋向于在脂肪组织蓄积。如果组织对药物有特殊的亲和力和保留药物的能力，其他药物主要在机体的一小部分处蓄积。pH和膜渗透能力的区域性差别在组织分布差异中起到作用。但理论上讲，药物从主要循环进入毛细血管，之后在细胞外液间平衡，最后在组织和器官细胞内液间平衡。在药物溶出和吸收后，药物穿过机体的运动通过机体水室发生。

体重为 70 kg 的人体液是 42 L，大约占整个机体重量的 60%。最大的体液成分（28 L，40% 的体重）是机体细胞内的流体，细胞内液。为了保持平衡，每一个细胞通过多种机制控制细胞内液体积、渗透压、离子和化合物浓度，诸如三磷酸腺苷（ATP）、葡萄糖。大约总体积的四分之一（11 L）存在于细胞之间的空间，叫作细胞间液。循环中的血浆中（血液中不含细胞的部分）水的体积大约是 3 L。

除血浆之外，血液中血细胞也含有水，血液中共含约5 L水。所有这些房室（细胞内、间隙液和血浆）被细胞膜生理地分割，渗透地连接，意味着水将穿过细胞膜平衡相邻空间的渗透压，小分子（如很多药物）或许也可以通过。另外，机体里更小的水室与其他水室是分开的，因为特殊的细胞膜不允许更多的水或其他分子的运动。这些穿过细胞膜的空间总共1 ~ 2 L，包括眼液、关节滑液、心包液和脑脊液。

这些流体的空间可以相对直接地测定，全部体液可以通过安替比林或标记的水测定，细胞外液可通过菊粉测定，血浆体积可通过伊文思蓝染料、辐射标记的示踪剂、一氧化碳再呼吸测定。其他空间的体积必须通过数学方法衍生测得。血液体积被认为是心血管功能的一个重要的临床因素，一般由血浆体积测定计算而来（Guton and Hall 2006）。这些体积可以在飞行前和飞行后测定。

体液是恒定的通量，其持续地消耗和分泌。被肾分泌做尿液或保留的水量来调控是消耗水的驱动力。调控和感应机制存在于几个生理系统，根据特定器官和组织的需要和条件调控渗透压。为了调节系统渗透压，当感受到渗透压增高时，丘脑渗透压调节器增加抗利尿激素（ADH）分泌进入循环。ADH介导肾重吸收更多水分，产生更少的尿液体积。这将提高细胞外液的体积，这是由身体上部心房和颈动脉的压力感受器传感的。当机体躺下的时候，细胞外液向上漂移，通过肾素－血管紧张素－醛固酮来反映，介导肾脏分泌额外水分（Berne and Levy 1988）。

长期以来假设微重力也会激发这种调控级联，导致多尿和接下来的脱水，这将会引起一套症状，包括头痛、GI运动功能受损、立位压（Gauer and Henry 1963），但是有限的飞行数据不支持这一现象（Leach et al. 1996; Norsk et al. 2000）。已经假设压力感受器－肾环在微重力下不会以地面上的方式参与体液调控（Hargens and Richardson 2009）。细胞外间隙的血管部分参与地面上压力感受器－肾环的体液调节，但是假设失重下体液调控是受重力驱动的静压减少而驱动，静压使细胞外液从血管向间隙转移。但基于这项数据的争论，可能错过了接近发射和着陆的关键时间窗口，操作指令意味着机组人员在最大变化发生时不能进行体液测定或尿液收集。结果是，这个是个有争议的领域。

已经在地面证实了重力会影响组织液分布，其引起血液向下肢灌注，对毛细管壁施加更大的静压，导致体液从血管向缝隙漂移（图 3.1）（Hargens and Watenpaugh 1996）。在失重条件下这个静压是不存在的（Diedrich et al. 2007）；因而，正常重力对下肢毛细管壁驱动的静压将会减少，这将允许血管液体围绕机体有更均匀的分布，可以通过体液向上转移而观察到。在失重的最初几个小时，下肢的体积在减少，但是胸腔的体积在增加（Montgomery et al. 1993）。血液容积减少，但是机制仍不清楚。经过几天后，机体似乎适应了新条件，机组人员没有报告长期的体液问题（Hargens and Watenpaugh 1996）。一项研究表明细胞内液体积增加（Leach et al. 1996）。

目前，没有确切的证据表明在空间飞行中长期体液丢失大于 15%。虽然 15% 的体液丢失或许影响心血管系统的功能，没有对服用药物吸收、分布有明显影响的报道。在飞行的前几天更大的、短暂的体液转移能引起头部充血和出汗、眼压升高及其他结果等急性症状，大多数症状在几小时至几天会消除。

空间飞行短暂的体液转移与地面卧床发生的体液漂移的相似度有多大？这个问题使卧床作为药理学实验的空间飞行模型变得复杂。在最近的一项综

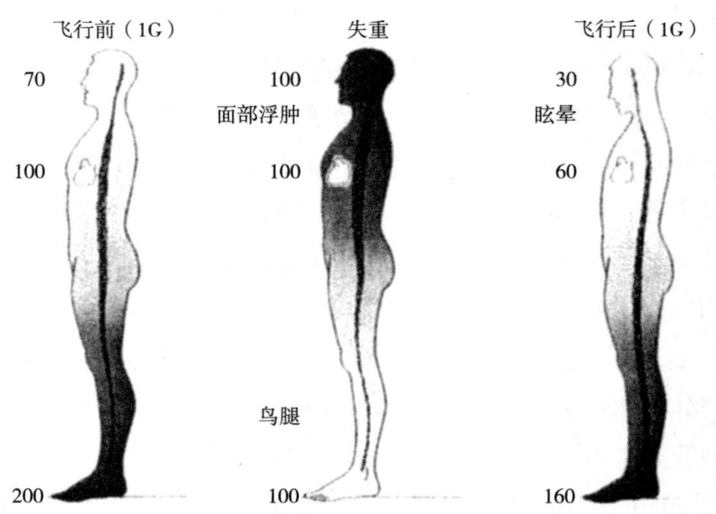

图 3.1　重力和在失重暴露前、中、后重力丢失条件下假设平均静脉压

注：在飞行中头部压力升高，在着陆后头和躯干部压力丧失（Hargens and Watenpaugh 1996）。Wolters Kluwer Health 许可使用

述中，迪德里克及其同事（Diedrich et al. 2007）比较了地面卧位姿势与空间飞行对血浆容积的影响（图 3.2）。在地面上卧位姿势，由血液向腿部灌注引起的静压下降，中部（胸腔的）血液容积提高，体液调控系统的压力感受器 - 肾环引起多尿。作者假设在空间飞行中，体液漂移是很小也是暂时的，利尿作用实际上是降低的（Drumer et al. 1993），总体液体积保持恒定。应该注意到，支持这些说法的数据是从飞行前和飞行后测定外推得出的。

虽然数据是相似的，但是更多最近的卧床研究综述（Meck et al. 2009；Platts et al. 2009a）与这些结论不一致。在卧床刚开始的时候发现暂时的多尿，血浆容积减少 15% 一直保持离床活动（Meck et al. 2009；Platts et al. 2009a）。依赖于血管和不依赖于血管的动脉功能测定显示，内膜中膜厚度的下降和充血活力上升（持续在整个卧床时间）（Platts et al. 2009a）。这些发现支持在卧床期间血流变化的说法。一些研究试图优化卧床的情境使其与空间飞行更有可比性。最值得注意的是，甲状腺激素给药似乎能创建像空间飞行所看见的负氮平衡（Lovejoy et al. 1999）。

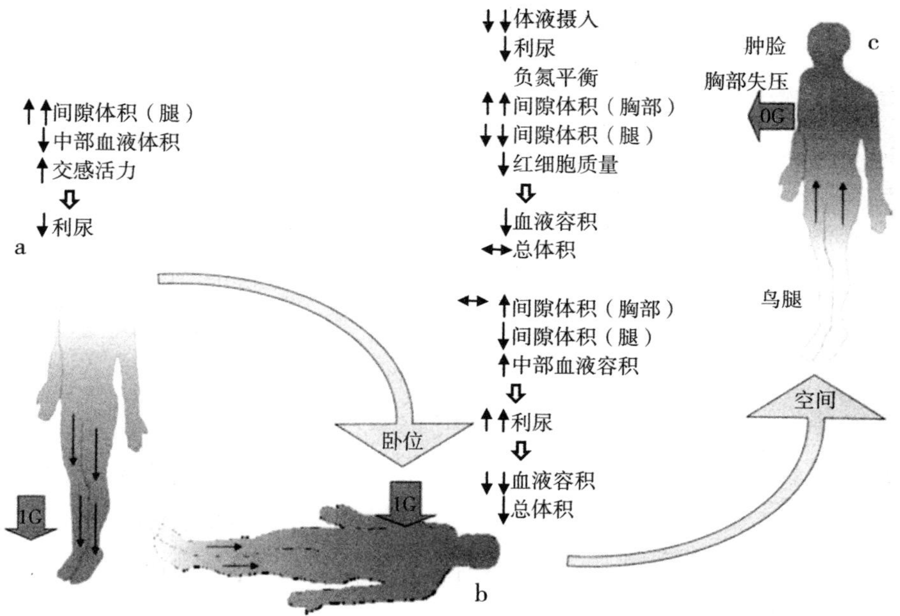

图 3.2 在 1G 直立（a）、1G 仰卧（b）和失重（c）下体积调控的代表性示意图（Drumer 2007）Elisevier 许可使用

有很多与空间体液漂移主题相冲突的报道。使用“体液漂移”这个术语指的既是体液丢失或多尿，又是指体液朝头部和远离下肢再分布，因而令人困惑。这个主题也受描述报告数量的困扰，这些报告可能与设定的验证假设和机制相反。而且，在升空和着陆时经历的超重在体液漂移中也起到重要作用（Sumanasekera et al. 2007），它使实际飞行数据和模拟飞行数据的比较存在问题，因为飞行模拟物仅仅模拟了失重。

现存证据表明升空最初的超重刺激，会启动以膜尤其是血管内皮的暂时渗透性提高为起始的多事件级联反应（Sumanasekera et al. 2007）。这将使体液和可能的小分子更自由地穿过这些细胞膜，然后红细胞质量降低，其可能是由新生红细胞破坏引起（Rice et al. 2001）。与卧床模型中所见的多尿相比，多尿情况将会降低（Drumer et al. 1993；Diedrich et al. 2007；Meck et al. 2009；Platts et al. 2009a）。也已证明雌激素影响致密连接的渗透性（Cho et al. 1998）；长期的膜渗透性增加可能与飞行中环境雌激素或其他激素变化有关系。

体液漂移或明显丧失不会对所服用药物的有效浓度产生明显影响，或许与常规知识不符？药物研发和许可中的安全因素（如治疗指数）或许能适应最极端的体液漂移，但是在地面药物中，最极端的体液漂移会被液体补充所纠正。任何体液丢失对药物动力学参数的实际影响程度还未在人体中被充分研究。关于长期脱水患者（只有脱水的问题）的药理学治疗的专题文献很少。在老年人中进行的研究，他们有时候会经历由于肝肾功能降低或其他同时存在的条件，引起的长期脱水（Turnheim 2003；Turnheim 2004），必须充分考虑这些数据在外推到经历空间飞行导致的体液丢失的健康成年人的时候，数量和其他条件的变异性。

地面上任何有脱水症状的人，通过补液来治疗脱水是第一步治疗计划。然后使用其他药物治疗，这种策略与通过改变剂量改善脱水是相反的。因为这些原因，文献中关于在长期脱水患者中药物分布的证据很少。但是，有大量治疗北非家禽的兽医文献，但必须要谨慎考虑，因为这些动物在干旱环境中居住了很多代，可能已经极好地适应了炎热和干燥环境，与人类情况不同。在脱水量为体重 15% 的骆驼中，驱虫剂苯硫氨酯的药时曲线下面积（AUC）和达峰浓度是更低的（Ben-Zvi et al. 1996）。在更典型的实验动物身上进行了其他研究。Lewis 大鼠水剥夺实验（24 ~ 48 小时）表明虽然血清蛋白和红细胞压积有所升高（Zhi and Levy 1989），但茶碱静脉注射后，对血清和脑脊液中浓度没有影响。也有报道关于脱水后右旋苯丙胺 LD_{50} 值变化，但在本报道里未提及脱水程度和和使用的引起脱水的方法（Muller and Vernikos-Danellis 1968）。很难从这样的研究外推到航天员身上。或许需要其他机组人员的研究去了解，任务中机组人员经历的体液漂移程度和时间是否需要改变给药。

局部灌注率如何影响药物分布

因为血管中液体变少和组织中液体变多，局部灌注可能受体液漂移而改变。组织液不容易移动，虽然它不是由心脏灌注，但是它由周围的肌肉运动推进。在失重条件下，锻炼程序的缺乏、大的站立平衡肌肉运动减少，对组织液的推力减少。在静脉淤血中局部血流降低，可能是由局部交感神经反射引起的（Henriksen and Sejrsen 1976）。局部流体动力学可以对吸收（GI 循环）和药物清除（肝肾循环）起重要作用（Rowland 1975）。除了这些，这项发现对药物分布的直接影响还未验证。

空间飞行证据

在失重下验证药物在体液和组织中的分布实验还未有报道。但是，很多飞行前和飞行后会测定心血管组成变化，包括体液水室的容积。应该注意到，任务限制了在发射前、着陆后至少 24 小时和之后相似时间的这种测定。在这些限制性时间里，显著性漂移（丢失、获得、或房室变化）是可能的，也未被测定。

在飞行中已经做了一些机体水实验。在为期 5 天航天飞行的 4 名机组人员中，总体液（用 ^{18}O 同位素稀释测定）在空间飞行中降低了 3%（Leach et al. 1991b）。同一研究组在后来的飞行中发现，细胞外液体积和血浆体积下降了10%，尤其是在飞行的前两天，但是细胞内液的体积升高了10%，总血清蛋白是恒定的（Leach et al. 1996）。

虽然钠分泌下降，但是水却未如地面上那样得以保持（Leach et al. 1996）。而且，大部分机组人员使用很多药物，大多数是用于防治和治疗发射和着陆时间窗的空间运动病症状的药物，在李奇研究中没有提及避免使用的药物。另一项研究注意到血管紧张素和肾素在空间飞行中升高（Drummer et al. 2000b）。综上，这些结果为一个模型提供了支持，包括在飞行1～2天在身体上部、从血浆、间隙和细胞外液空间进入细胞内空间的体液漂移。没有关于在体液漂移中或漂移后的令人信服的药物分布证据。

药物分布的空间飞行模拟研究：大鼠尾悬吊

生理学家用大鼠尾悬吊模型作为心血管失衡模型，也被那些对空间飞行感兴趣的人用来在小实验动物上模拟飞行的体液再分布。与活动的对照组相比，静脉注射给予 ^{3}H 标记的尼古丁的尾悬吊大鼠中显示组织分布没有明显变化（Chowdhury et al. 1999）。尼古丁很容易通过血浆膜，趋向全身组织快速分布。

或许与药物分布更直接相关的是，尾悬吊大鼠显示第一天血清蛋白包括白蛋白暂时升高，接着在第三天下降（Brunner et al. 1995）。这项发现意味着蛋白结合可能暂时增加，可以减少那个时间的药物利用度。一般情况下在这一阶段使用异丙嗪，正常情况下它与循环蛋白结合率达93%。血浆蛋白增加能降低有效的异丙嗪剂量，但是这个说法还未直接验证。

药物分布的空间飞行模拟研究：卧床

因在大部分卧床研究中都会常规地监测基础生理学变化，无论是采用头低位倾斜（HDT）还是卧床，在卧床中体液体积的更多信息是存在的。在卧床中体液体积减少（Czarnik and Vernikos 1999）。在仰卧实验中，女性丢失低体液体积的10%～15%，而男性丢失0～7%（Montgomery

1993）。已经表明参与系统水调节的激素受这个模型的影响。在低头位倾斜卧床试验中肾素、血管加压素和醛固酮全部显著上升（Maillet et al. 1995）。这些研究是理解在卧床、可能空间飞行中（如果这个模型能被可靠评价），体液再分布机制的最初步骤。

在卧床中进行药物动力学研究比在空间飞行中更为可行。但是在这个模型中研究的药物至今都是临床有意义的药物，而不是用于评价药物动力学参数的最佳工具。在一项比较睡眠、卧床和直立中口服阿莫西林的研究中，显示肾清除率升高，吸收没有改变。躺下，或者长时间卧床或睡眠中，血浆峰浓度降低和达峰时间略有减少（Roberts and Denton 1980）。口服环丙沙星后血浆和组织浓度研究表明，与低头位倾斜卧床实验前和 3 天时血浆浓度一致。组织浓度也没有显著不同（Schuck et al. 2005）。阿莫西林和环丙沙星都是有临床而不是药物动力学意义的。遗憾的是，评价药物分布最相关的研究是用卧床代替低头位倾斜的研究。卧床 9 ~ 10 天未改变静脉注射利多卡因和盘尼西林后血浆药物浓度。同一研究显示与利多卡因的蛋白结合在卧床后未显著变化（Kates et al. 1980）。这是一个引人注意的结果，因为利多卡因被认为是测定药物分布的金标准，尤其是测定与蛋白结合程度（Saivin et al. 1997）。但是，在仰卧机体中模拟空间飞行中的药物分布的程度还是未知的。

分布总结

还没有来自空间飞行的分布研究的例子，因此没有被验证的用于分布的地面模型。已经报道在飞行中药物治疗作用是大量有效的（Putcha et al. 1999），表明大部分药物必须以接近正常的规律来分布（Ⅲ类，观察证据）。但是，由于对体液转移和脱水潜力的关心，测定药物分布是否受空间飞行的影响是粗浅的。以经典分布探针［红霉素、普萘洛尔（Saivin et al. 1997）］的飞行实验将可能提供需要建立或排除药物分布作为潜在飞行问题的数据。系统记录机组人员的症状、使用的治疗药物、观察到的效应及副作用描述，对决定某药物是否需要额外的分布研究是极其有用的。

第四章　代谢和排泄

代谢指的是维持生命的生物化学反应，但一般来讲，主要涉及服用食物的能量获取的障碍反应。空间飞行对食物代谢的影响是很多研究的主题（Yegorov et al. 1972；Rambaut et al. 1977a, b；Abraham et al. 1980；Macho et al. 1982；Macho et al. 1991a；Wade et al. 1991；Jiang et al. 1993；Tischer et al. 1993；Macho et al. 1996；Wade et al. 2000；Macho et al. 2001；Wade et al. 2002；Macho et al. 2003；Zwart et al. 2004；Zwart et al. 2005；Sminth and Zwart 2008）。很多研究已经表明，在空间飞行中人类丢失体重，尤其是以骨密度和肌肉质量的形式（Meehan 1971；Adey 1972；Yegorov et al. 1972；Leach et al. 1983；Smith et al. 1999；Drummer et al. 2000b；LeBlanc et al. 2000；Drummer et al. 2001；Zwart et al. 2004；Cavanagh et al. 2005；LeBlanc et al. 2007；Zwart et al. 2009）。已经发现飞行中控制水盐平衡、细胞生长和免疫系统的激素变化（Leach et al. 1972；Leach 1979；Leach 1971；Leach et al. 1983；Leach et al. 1988；Cintron et al. 1972；Leach 1991；Drummer et al. 2001；Wade et al. 2002；Santucci et al. 2009）。在动物体内，也发现了胰岛素水平及葡萄糖耐受的变化（Bernardini and Taub 1969；Macho et al.

1991b；Sone et al. 2002；Tobin et al. 2002）。人们已经在动物体内验证了旨在改善氧化还原平衡，或者生理应激指标的各种对抗措施（Chowdhury et al. 2007）。已经非常清楚空间飞行对机体多系统都有影响。

在药理学中，代谢主要指的是破坏所服用药物或改变药物，因而能被机体排除的生化反应（Gilman et al. 1990）。人类代谢和清除药物的能力是个自然过程，参与这个过程是用于食物代谢和平衡的同一酶途径和转运系统。大部分药物是容易通过脂质膜的亲脂性化合物。这将通过扩散导致快速吸收，但是对机体带来的问题因为它试图从系统中清除异物。如果亲脂性化合物可以分配至尿液排泄，它们需要穿过细胞膜吸收回到循环而不是在尿液中被排泄。机体要摆脱这些化合物，它们必须变的更易亲水，因而它们趋向于保留在尿液中直至排泄。这主要是通过加入或打开一个亲水基团来完成的，这可以在肠道壁或肝脏中发生。Ⅰ相反应包括氧化、还原和水解反应，大部分涉及细胞色素 P450 家族酶。

一些药物在Ⅰ相反应后保持生物活性，但是接下来在Ⅱ相反应（如硫酸化或葡萄糖醛酸化）中与内源性物质结合时会失活。上百种酶，多数在肝脏中，参与转化异物用于排泄，它们的活性受机体生理状态的影响（Leucuta and Vlase 2006）。代谢导致药物的治疗效果丧失，同时有利于排泄。（对于作为前体失活形式的药物是相反的，其活性需要代谢）。

通过半衰期控制代谢程度，进而决定药物的药效和毒性。在临床药物应用中最重要的是考虑药物的副作用。如果一个药物被代谢的太快，其会迅速丧失治疗效果。如果一个药物被代谢的太慢，结果会导致药物在血液中堆积，药物动力学参数 AUC（药时曲线下面积）升高，药物血浆清除率下降。代谢酶也显示了大量的基因变异性，在不同个体上给出了代谢速率的显著性差异（Gilman et al. 1990）。还未研究空间飞行对特定酶的影响，但是这个领域的信息是不完全的。

在地面医学中，多药疗法是个越来越被关注的问题，因为越来越多的人使用多种药物。已知一些药物能改变代谢速率和清除率，可以导致过度治疗，或转运到靶器官的药量不够（Katzung 2007）。例如，抗菌唑类衍生物降低唑吡坦［空间任务中的睡眠辅助药物（Greenblatt et al. 1998a）］的清除率的途径，就是与细胞色素 P450 酶相互作用。在地面上，处方医师和临床药师会监测多药相互作用的潜力，但是在目前空间任务中，这样的监测机会更困难。

药物代谢因自然基因变异变得更为复杂。已知不同个体或许表达一个关键代谢酶的不同形式，一些异构体比其他具有更快的活力。这已经导致了药物基因学的新领域（Lee et al.），基于解码特定个体代谢酶的 DNA 序列，其被用来为特定个体量身定做药物治疗方案（有时候在大众媒体中叫个体化药物）。目前，这种变异类型仅用于一个空间飞行药物（可待因），但是随着更多基因多态性的鉴定和新的药物被加入处方集，对机组人员进行测试来确定代谢反应速率，根据他们的表型为不同的机组人员制订优化的治疗方案，或许要变得谨慎。

空间飞行证据

在空间飞行 14 天的大鼠中，多样性分析显示，与人式饲养或同步对照组大鼠相比，肝细胞变大，（Racine and Cormier 1992）。在空间实验室 3（7 天）的大鼠体内，P450 酶活力（Ⅰ相代谢）降低了 50%，而谷胱甘肽硫转移酶（一个Ⅱ相代谢酶）没有发生变化（Hargrove and Jones 1985），在 STS-63 飞行 8 天的大鼠体内，发现肝酶催化酶和谷胱甘肽还原酶（二者参与一般的氧化活性）和 GSH 硫转移酶（一个Ⅱ相代谢酶）的量减少（Hollander et al.1998）。对于这样条件下的这些酶，酶浓度或量是否和酶活力很好地相关还是未知的。

人们很难知道不同的飞行会发生怎样的变化。一个研究小组报道了一个 14 天飞行大鼠体内 P450 酶没有变化。（Merrill et al. 1990），一个 7 天飞行中减少 50%（Merrill et al. 1987）。测量每一个飞行中的辐射暴露是很有帮助的，但是这些数据未见报道。在 1992 年的一篇论文中，提及了在着陆后取回动物有几个小时延迟，作者建议，如果没有延迟，测量出的变化应该更大（Merrill et al. 1990）。

虽然初看起来飞行环境对同一个飞行中的动物和人类是一样的，这或许不是实际情况。在每一个研究中动物饲养细节未被提及，Macho（Macho et al. 1982）和Allebban（Allebban et al. 1996）描述了12 h的光照接着12 h的黑暗、Merrill等提及他们的动物经历了16 h的光照和8 h的黑暗（Merrill et al. 1990）。这两种情况不同于人类机组人员经历的16个日出和日落（见心血管系统，第六章）。

空间飞行模拟研究：回旋细胞培养

将悬浮生长很好的细胞放在垂直旋转培养时，细胞经历恒定的自由落体，与空间经历相似。已经开发出来好几个提供这种旋转的细胞培养装置与微阵列或高通量基因表达筛选组合，产生了分析细胞代谢的一个强有力广谱工具。两个不同的非洲爪蟾肝细胞系分析显示相同基因中有若干个表达发生改变（Ikuzawa and Asashima 2008）。比较感兴趣的是解码骨粘连蛋白的SPARC基因下调，它是细胞外基质中的一个重要蛋白，参与细胞相互作用（Ikuzawa and Asashima 2008）。遗憾的是，这项研究的对照是个静置培养，因此运动的影响不能从自由落体里分离。由尼克尔森及其同事研发的生物反应器包括放置于水平的同步培养，用于控制运动效应（Nickerson et al. 2000）。

空间飞行模拟研究：大鼠尾悬吊

已经在尾悬吊大鼠中研究了I相代谢的多种酶。在尾悬吊3天或7天的大鼠中，显示氧化代谢升高，但是分布容积未受影响（Brunner et al. 1995）。肝脏细胞色素P450酶量在尾吊的前几天发生改变，接着纠正回到基线水平。变化见于CYP2C11，CYP2E1，CYP4A1和p-糖蛋白。CYP3A2未见变化（Lu et al. 2002）。

大鼠尾悬吊显示对以对乙酰氨基酚测定的Ⅱ相代谢没有影响（Brunner et al. 2000）。对乙酰氨基酚主要是通过结合反应代谢形成葡萄糖醛酸和硫酸结合物，接下来由尿液和胆汁排泄，它被认为是Ⅱ相代谢功能的好标志物（Slattery et al. 1987）。

以对乙酰氨基酚为研究对象，尾悬吊对大鼠体内的Ⅱ相代谢没有影响。（Brunner et al. 1995）。这个发现与漂浮大鼠中细胞色素 P450 含量降低直接冲突（在布伦纳等的天空实验室 3 号中提及）（Brunner et al. 1995）。但是，卡尔瑟纳卡的研究（1999）比较了吊尾大鼠和那些飞行 17 天大鼠体内的 cGMP 激活产生量，显示了极大的区别，表明这种飞行模拟或许对于某些信号传导过程不是最好的（Carcenac et al. 1999）。作者提示年龄和血统差异可以解释不一致现象（Carcenac et al. 1999）。但是，拉辛小组的形态学研究表明，尾悬吊大鼠和那些经历空间飞行的大鼠之间缺乏相关性（Racine and Cormier 1992）。

排　泄

药物主要在尿液中排泄，或者以亲水性的原型，或者经过肝代谢使亲脂性化合物极性变得更大。小量的口服药物在粪便中未发生改变而被排泄，有些被送入胆汁系统，药物可以在粪便中排泄或者再吸收入血液循环，在尿液中排泄。因为汗液、唾液和泪液是血浆的超滤液，少量的循环药物和代谢物或许可以从血浆分配入这些体液。这会使在某些情况下唾液取样用于毒理学或药物动力学测试成为可能，但必须对每个不同药物进行测试（Gilman et al. 1990）。

大部分药物排泄经肾脏过滤，除了肺呼出挥发性的麻醉剂外，小肠、唾液、汗液、乳汁和肺的贡献是很小的。肾的功能是保证细胞外液体积的稳定性、pH 值、离子和代谢产物的浓度。浓度变得太高的物质在尿液中排泄，那些浓度低的物质会再吸收进入循环（Berne and Levy 1988）。药物及其代谢物在尿液中排泄，排泄速率主要依据于肾脏的血流。

与血浆蛋白结合的药物分子和代谢物不能通过肾小球过滤而进入尿液。鉴于此，血浆蛋白结合在药物排泄中起很重要的作用。很多临床上很重要的药物具有和内源性物质相似的化学性质，它们被以与内源性物质相同的机制来处理。例如，盘尼西林，一种有机酸，通过从血液中除去尿酸的相同转运系统，被分泌进入尿液。在健康人体内，药物排泄是可预测的，但是在肾功能衰竭或缺乏 pH 渗透压的情况下，药物排泄会停止或者逆转（分泌的物质或许被重吸收），这可以导致药物过量（Gilman et al. 1990）。

文献调查未见失重或在空间飞行中的药物排泄数据。但是存在一些关于肾和肝功能的信息，或许为空间飞行对药物代谢的影响提供潜在线索。

由于国际空间站（ISS）中尿液处理集合（UPA）的出现，排泄至尿液的药物及其代谢物变的更为重要。由 UPA 收集的尿液被浓缩、除菌、除去了有机化合物和盐，可能产生最纯水。机组人员经药物处置，不可避免地导致尿液收集库中引入药物分子。这些化合物中的每一个具有与 UPA 期望的功能相干扰的自身化学性质。渗透压的物理性质也起到重要作用，因为更多可溶解的分子加入到系统中，沉淀的可能性增加。但是，UPA 集合了不同的纯化处理方法，并进行水质量常规监测。

空间飞行证据

空间飞行中测量显示在飞行的前几天总体液体积轻微减少（Leach et al. 1991）。这被认为会减少肾血流和药物排泄。

空间飞行模拟研究：卧床

在使用利多卡因作为血流探针的头低位 7 天卧床研究中，与倾斜前或后相比，发现倾斜中药物清除率和血流轻微升高。数据的日变异性很大，有些没有显示升高。但是血浆浓度降低（降到 30%）发生在完全的头低位时期（Saivin et al. 1995）。这个现象是否在空间飞行中发生还未验证。

代谢和排泄总结

就像药物吸收一样，最差的情境中，如果药物代谢显著提高，仿佛没有给药一样，留下未被治疗的抱怨。反之，如果药物代谢减慢，药物的血浆浓度将高于预期，导致出现副作用和毒性的可能性增加。不是所有的酶都受到空间飞行影响的可能性，以及在肝代谢水平上药物相互作用的可能性，使之复杂化（Gilman et al. 1990）。

人们还未做系统地努力，去检测在空间飞行中代谢药物的酶类。已有空间飞行证据以观点为基础（类别Ⅳ），尽管来自于随机、对照的研究地基模型证据存在（类别Ⅰ）。由于在飞行器和ISS上饲养小哺乳动物是可行的，使动物环境与人类经历的环境更为相似的努力，在解决文献中冲突的问题时是有用的。仅有几个酶的数据存在，在飞行模拟物和其他变化条件下有很大范围变异。药物怎样被酶代谢、被哪些酶代谢的知识，可以预测是否一个化合物可以引起药物－药物相互作用，或者怀疑由于基因多表型引起的显著代谢个体差异。这是一个使用现代分子生物学技术的领域（高通量基因表达序列、微阵列、差异凝胶电泳或DIGE、蛋白质组学），可以有效缩窄候选基因列表和受空间飞行（或特定的飞行类似物）影响的酶类。对这些鉴定的基因和酶可进行更多细节实验，尤其是那些参与空间飞行中药物代谢的酶。

这个主题的空间飞行证据是可观测到的（类别Ⅳ）。从以前空间飞行得到的报告不能显示药物排泄的显著变化。卧床中的基础研究是描述性的（类别Ⅲ）。

第五章　中枢神经系统

在地面使用的很多药物都用来治疗中枢神经系统（CNS）症状（2004年全部处方中占44%；Agency for Healthcare Research and Quality 2006），多数用于其他原因的药物具有CNS副作用的风险（Gilman et al. 1990）。用于空间的CNS药物不比地面使用频率低，在未来不期望有所改变。实际上，在空间飞行中导致药物使用的两个最常见问题与CNS相关：空间运动病（SMS）和睡眠障碍，总共占空间药物使用的92%（Putcha et al. 1999）。已经报道了对治疗睡眠障碍和SMS的显著不满意，但很少有在空间飞行中激活CNS的治疗药物的问题的报道，因此这个讨论将被限定在关心的领域。

睡　　眠

睡眠是一种特殊的无意识状态，但与一个不省人事的个体不同，一个睡眠个体可以被传感刺激唤醒。而且，选择性注意确保了一定的传感刺激，同时忽略其他。例如，我们中的很多人可以在很大的暴风雨或交通噪音中睡着，但是非常容易被大惊小怪的孩子发出的声音唤醒。人们常使用这个

“呼叫筛选”却自身没有感知。而且，存在一种天然驱动力定期进入或离开睡眠状态，这个节律通常与心脏节律、日常的光－暗循环等环境信号同步（Srinivasan et al. 2008）。

我们都熟悉睡眠驱动，但是生理定义的睡眠，其功能和目的对于研究者来说是很难的。然而，睡眠被限制或剥夺的影响被很好地记录下来了，很明显，睡眠问题对人类的健康和效率有显著影响。

为什么睡眠是生理需要

目前，有好几种理论解释睡眠的目的。恢复健康理论认为睡眠能除去活性脑堆积的代谢废物，产生能量再供给，合成白天活动所消耗的分子，比如信号转导分子（膜受体，转运体），参与能量产生的分子（ATP，电子转运酶），和很多其他合成酶（West 1969；Oswald 1976；Mackiewicz et al. 2007）。学习和记忆理论表明在睡眠期间，白天的突触链按活力模式或重排（可经历做梦），可稳固和加强白天记忆更易保存或易获取的状态。证据表明学习非常依靠眼睛快速运动（REM）睡眠，这是当做梦发生时的睡眠形式（Karni et al. 1994）。维斯瑟等人的最近报道表明睡眠剥夺阻止了 cAMP 依赖的长期协同的发生，cAMP 常见于学习和记忆相关活动中，且被认为是在学习和记忆中起作用（Vecsey et al. 2009）。最近发现的睡眠功能演化理论表明，由于多数多细胞器官会有睡眠并且每个物种有其自身睡眠模式，睡眠的动物或许比其他没有睡眠的动物有进化的优势（Webb 1974；Siegel 2009）。睡眠或许鼓励动物在它们的捕食者很活跃时保持隐匿和安静，或者在不太可能遇到它的猎物时保存能量（Siegel 2009）。

睡眠阶段

使用诸如心电图（EEG）这样的电测定装置，通过用表面非侵入性的电极测定分析累积的神经活力，可以更好地鉴定睡眠阶段。基于 EEG 观测到的强度和频率，这些种类的记录可使研究者鉴定五种不同的睡眠。

在阶段一至阶段四中，呼吸和脉搏变慢、肌肉紧张度变松，个体变得更难唤醒。EEG 显示从第一阶段到第四阶段波形强度逐渐增加，频率逐渐降低。在第四阶段睡眠后大约 30 分钟，睡眠者一般回到第二阶段，然后进入快速眼运动、不规则心跳、呼吸及梦境的阶段，称之为 REM 睡眠。REM 睡眠的心电图同那些醒着的人很相似。每晚重复四至五轮这样的阶段是非常典型的（Rechtscheffen and Kales 1968）。很明显，人类需要充足的 REM 和非 REM 睡眠，以达到放松和良好的效率。但是，把这些特异生理作用归结到睡眠阶段是非常困难的。

心血管节律

很明显睡眠和生理节律是相关的（Sack et al. 2007），塞克的文章是关于心脏节律和睡眠障碍的非常好的综述。正常心脏节律不仅表现在疲劳和机敏性上，也表现在体温、血压（Agarwal 2010）、激素浓度、蛋白合成和其他生理变量上。在缺乏外部线索时，这些循环趋于自由运行大约 25 小时，但是光照和黑暗的日循环设置了这些时间（Banks and Dinges 2007）。人们认为需要适应环境输出进入系统，而保证个体节律与它们的局部环境同步（Czeisler and Gooley 2007）。

人类在凌晨 3:00 ~ 5:00 出现疲劳峰值，下午 3:00 ~ 5:00 会再次出现（Van Dongen and Dinges 2005）。大部分健康个体发现在适合他们的时间入睡非常困难，这对旅行者或从事工作轮换的人来说尤其是个问题（Srinivasan et al. 2008）。同时人们也注意到，不经历户外光线的人会经历心脏节律不准和相关的失眠、抑郁和其他紊乱。尽可能暗的室内光线和尽量用黄光对心脏是较优的刺激（图 5.1）（Turner and Mainster 2008）。定时暴露在亮光线下已被成功用于帮助机组人员适应新的时区或夜间工作轮换（Whitson et al. 1995）。仍未充分阐明这项机制的细节，但是在哺乳动物中的光接触可导致在视网膜产生反式维甲酸，其可影响肝脏基因表达和代谢（Pang et al. 2008）。

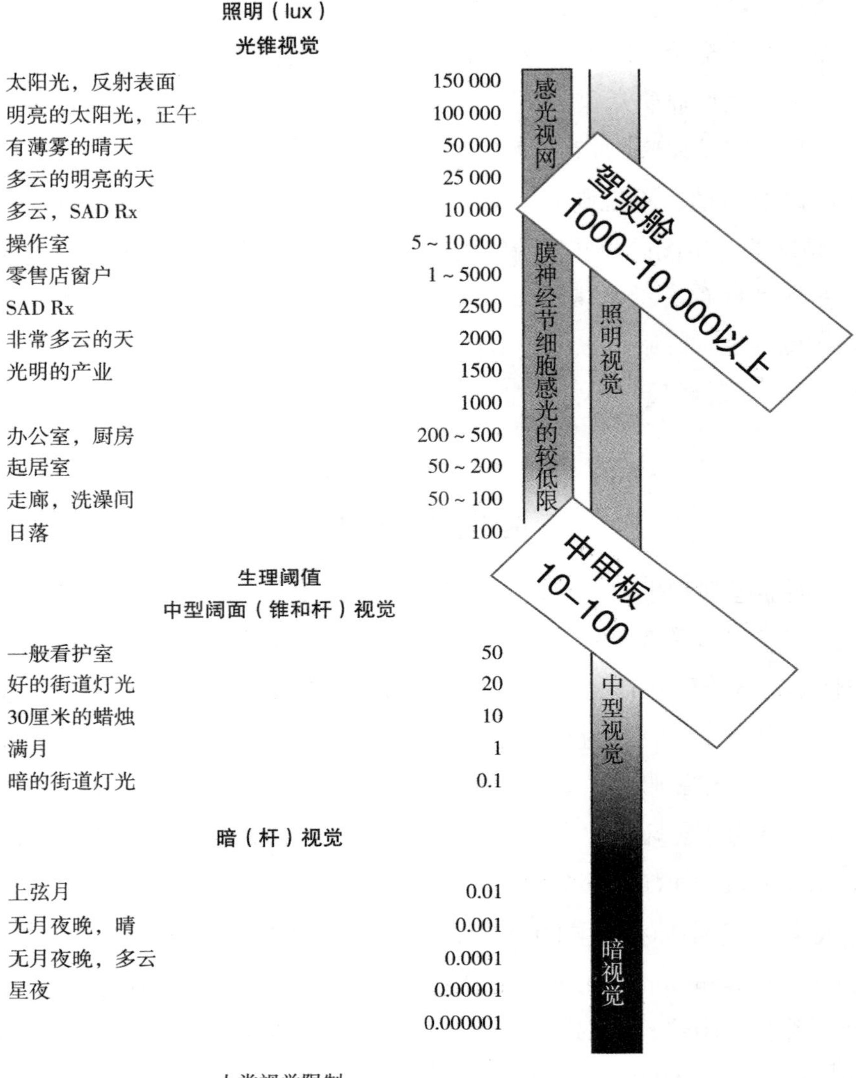

图 5.1 不同环境下以勒克斯为单位的光照水平（Turner and Mainster 2008）BMJ 出版集团许可使用

空间飞行证据

空间飞行中的睡眠与睡眠剥夺相似。在空间任务中的睡眠时间比 NASA 推荐的 8 小时要短；实际上，机组平均睡眠时间大约 6 小时（Nicholson 1972；Forst et al. 1975；Gundel et al. 1993；Gundel et al. 1997；Monk et al. 1998；Elliott et al. 2001）。这在临床上被认为是长期睡眠剥夺。但是，有人建议机体在重力减少的环境中实际需要较少的睡眠。睡眠期间的呼吸检查表明，在空间飞行中与呼吸相关的睡眠紊乱，如呼吸暂停和打鼾，会显著减少（Elliott et al. 2001），因此在太空中睡眠质量增加是可能的（Dinges 2001）。但是，因为机组人员经常报告睡眠困难和感觉疲劳（Kelly et al. 2005），这似乎又是不可能的。

机组人员经历的光环境非常不同于地面。正常人们在睡眠的时候一般经历以下几个阶段：相对黑暗（少于 3 lux）、接下来是黎明（3 lux）（Schlyter 2006）、然后是某些日光混合（从阴天 10000 lux 到高于太阳直射的 30000 lux）和室内人造光（100 ～ 500 lux）。图 5.1 是典型形式的 lux 测定。例如，在航天飞机里，照在中甲板和空间实验室室内环境光比大多数地面室内光要弱（在 10 ～ 100 lux），飞行甲板外部有很大的窗户，有持续 90 分钟循环的高达 1000 lux 光（有时几乎是 100000 lux），或低于 lux 的光。这不同于 15 分钟 10000 lux 的光然后 60 分钟小于 3 lux 的光循环模式，这个模式具有与 10000 lux 光相似的相重置性质（Rimmer et al. 2000）。因而，机舱外部光环境作为连续的生理节律相重置信号，被人类大脑干扰是可能的，这能解释某些或全部在空间飞行中经历的睡眠困难。

睡眠剥夺中会发生什么：一般是效率下降

一般来说，睡眠剥夺多引起任务效率降低，在某种程度上影响紧急情况下的效率。遗憾的是，我们很多人经常进行有潜在危险的关键任务，比如开车、给患者药物或指导安全检查。这就是睡眠剥夺怎样进入了新闻：一起严重的交通事故、汽油泄露、一个医疗事故。睡眠剥夺与美国每年 10 万多起车祸紧密关联（Knipling et al. 1995），每晚大约减少 2 小时或更长睡眠时间的人，因任何原因死亡的人数，是其他人的两倍（Hunter 2008）。

在通过检测睡眠缺失或减少，来确定睡眠功能的实验中，可以通过对多种类型的睡眠缺失个体的认知和运动任务，测定其表现。对这个课题的文献量是巨大的并且包含事件的回顾性研究（交通、工业和其他），包括相关个体的睡眠历史和在已知睡眠历史的情况下通过特别设计，用于分辨认知因素和运动因素的任务来测定其表现的实验室内实验。我们也尝试在精神运动警觉性实验（PVT）中分清警觉性或者注意力和神经元处理时间的区别（Drummond et al. 2005；Van Dongen and Dinges 2005；Lim and Dinges 2008；Lim et al. 2010）。数字替换实验，是一个更加复杂的认知和记忆的任务，是在实验室中常用的另外一个测试。

数据显示一个相对较小的睡眠减少水平（一周中每晚只减少 2 小时）会造成和PVT 测量、数字替换实验和驾驶模拟器明显不匹配的表现（Banks and Dinges 2007；Lim and Dinges 2008）。时差和转换工作会造成相似的效率不足，即使是在习惯于不断改变时间表的人中也是如此（Cho et al. 2000；Basner et al. 2008）。

睡眠缺失不仅对于注意力和任务效率有不利影响外，对于多项生理机能也是有影响的（Mollington et al. 2009）。基础生理测试显示睡眠缺失会改变机体免疫功能［在辛普森和丁格斯的一篇极好的综述中可以找到（2007）］，升高血压（Tochikubo et al. 1996；Kato et al. 2000；Ogawa et al. 2003；Meier-Ewert et al. 2004），并且会增加炎症的炎症介质（Kuhn et al. 1969；Dinges et al. 1994；Boyum et al. 1996）。近来有报告称睡眠缺失和肥胖症相联系（Laposky et al. 2008a, b），这强调了合理的睡眠对于正常的生理机能是多么的重要。睡眠困难也与受创后压力紊乱的发展有关，可能是被创伤性睡眠障碍所阻止的 REM 记忆巩固缺失导致的（Germain et al. 2008）。

空间飞行中专属效率下降

虽然在空间探索伊始，机组人员就报告存在睡眠障碍，并且按照说明进行了药物治疗，但是在飞行中很少有针对效率的客观测定。小幅度效率衰减已经在很多认知任务和数字替换实验中得到了证实（Kelly et al. 2005）。对于空间飞行的前 90 天，在生理节奏控制（机体温度和警觉性）

下的生理参数的测量显示机体是保持稳定的（在一个单一个体中），但是在接下来的两个月的飞行中他们会逐渐偏离 24 小时周期（Monk et al. 2001）。是否能从这个结果中得到一般性的结论仍是未知的。

看起来好像在 24 小时阶段中总的睡眠时间是维持机组人员效率的关键性因素。一项分离睡眠时间和典型的单一阶段睡眠时间的比较研究显示，当睡眠时间被分为两个较短的部分时，没有记录到效率差异（Mollicone et al. 2008）。

睡眠障碍的治疗

纵观我们的历史，人类可能总会经历一些暂时性的睡眠问题。最早能够获得的治疗手段可能是酒精，它直到 20 世纪初都被医师使用，并且直到现在仍被一些个体用来治疗自己（Kutzung 2007）。在 20 世纪初可以第一次买到巴比妥酸盐，但是具有严重的副作用，包括明显的隔夜嗜睡、眩晕（即所谓的“宿醉效应”，因为这种药物的半衰期长达 10 ~ 60 小时）、频繁的过量用药和依赖性问题（Gilman et al. 1990；Hindmarch and Fairweather 1994）。到了 20 世纪 60 年代，这些非期望的效果成了开具处方者关心的问题，这使得新的苯二氮卓类药物成了治疗失眠和焦虑的新选择。相比较早期可选的药物来说，利眠宁（Librium）和安定（Valium）似乎是比较安全的，常规使用苯二氮卓类药物医师和患者都感到舒适（Walsh and Engelhardt 1992）。从那时开始，人们发现巴比妥酸盐的很多副作用和苯二氮卓类药物是相关联的，这并不令人奇怪，因为它们都是作为神经抑制性 GABA 受体的兴奋剂（激活剂）使用的（Gilman et al. 1990）。

现在一类新的非苯二氮卓睡眠药物已经上市。通过减少入睡时间和减少夜间觉醒，扎来普隆（Sonata）和唑吡坦（Ambien）都显示了能有效提升睡眠质量（Berlin et al. 1993；Scharf et al. 1994；Beaumont et al. 2007）。唑吡坦可能对慢波睡眠无作用，但是会减少 REM 睡眠，然而扎来普隆不会影响任何睡眠相（Katzung 2007）。扎来普隆和唑吡坦都能提升睡眠时长和质量，并且在使用后的早晨对效率有最小的影响（Hindmarch and Fairweather 1994；Walsh et al. 2000；Beaumont et al. 2007）。在关于早期觉醒的研究上已经提到扎来普隆和唑吡坦的差异。在服用扎来普隆服药后 2 ~ 4 小时后，未发现镇静残留。但是在唑吡坦服用后一直到 7 小时都能发现（Berlin et al. 1993；Danjou et al. 1999；Hindmarch et al. 2001b；Patat et al. 2001；Zammit et al. 2006），这个结果与它们半衰期相符合［扎来普隆约 1 小时，唑吡坦约 3 小时（Gilman et al. 1990）］。虽然目前处方指导原则要求研究失眠原因和行为、治疗的用途和开具睡眠辅助使用的限制（Schutte−Rodin et al. 2008），这些非苯二氮卓睡眠治疗正变得受欢迎并且被认为是安全且不会成瘾的（Greenblatt et al. 1998a；Siriwardena et al. 2006；Siriwardena et al. 2008）。最终，当更加了解食欲肽受体和它在觉醒和睡眠中扮演的角色时，新的治疗策略或许会出现（Mieda and Sukarai 2009；Nunez et al. 2009；Coleman et al. 2004）。

褪黑素是一种松果体腺体产生的、受光抑制的激素。它本身不用于睡眠治疗，但是使用后可以重设生物节律，以使在合适时间睡眠变得更加容易（Hardeland et al. 2008；Srinivasan et al. 2009）。在有时差的人和盲人中（没有内源性节律），在期望的夜晚中外源性剂量有助于重设生物节律（Arendt et al. 1986；Arendt et al. 1986；Folkard et al. 1990）。在飞行使用高剂量时不会显著改善睡眠（Dijk et al. 2001），但是那些最佳配方、给药剂量和给药时间安排与文献不一致（Sack et al. 1997）。很可能在这次飞行研究中所使用的剂量不是最佳的。Circadin™ 是美国的一种在临床试验中的缓释褪黑素，已获准在欧洲使用（Srinivasan et al. 2009）。近年来，一种叫作雷美替胺的更有效的褪黑素受体诱导剂显示可推进生物节律的相位且无明显副作用（Richardson et al. 2008；Miyamoto 2009）。可能这两种中的任一个或者全部都比褪黑素更加有用。

在飞行中扎来普隆和唑吡坦都用作为睡眠辅助药物。一些其他的药物过去也使用过：苯二氮羟基安定（Restoril），氟胺安定（Dalmane）和三唑仑（Halcion）以及镇定抗组胺异丙嗪（Phenergan）和苯海拉明（Benadryl）（Taddeo and armstrong 2008）。

任务专属的睡眠辅助使用风险

当在地面上使用睡眠辅助药物时，患者被告知疲惫时使用的药物，只是在睡眠小于 8 小时的情况。如果在服药后 8 小时的时间段里需要进行其他活动，尤其是例如开车，这个药不应当服用（FDA 2008）。然而在空间飞行中，这可能并不可行。处理突发事件的可能性。这里总有需要机组人员迅速苏醒，处理突发事件。并且有可能在服用睡眠援助药物后不到 8 小时，被要求从事紧急 / 或救生任务。这个可能性并不大，但破坏效率会带来致命的后果。

睡眠辅助风险的潜在对抗措施

少数几种策略能够使这种风险最小化。一个是避免使用睡眠辅助药物。当然，这会导致睡眠缺失和未能解决的相关疲劳问题，除非机组人员可以通过行为方式［例如定时明光暴露暗示重设生物节律（Czeisler et al. 1991；Dijk et al. 2001；Fucci et al. 2005）］充分提高睡眠质量和持续时间，或是环境手段（例如改善夜晚睡眠住处的噪声和光干扰，Becker and Sattar 2009）。

另一个选择是使用药理学工具来调节生物节律。褪黑素和雷美替胺被使用来治疗工作轮换工人、国际航空机组人员和盲人。结果显示对睡眠时间、在非合适时间的睡眠和疲劳症状都得到了适度的改善，并且尚未发现明显的副作用（Petrie et al. 1993；Lewy et al. 2001）。最近，新的褪黑素诱导剂——5- 羟色胺 2C 拮抗剂艾格美拉丁——对老鼠显示有相转移作用，且几乎没有副作用，因此值得进一步关注人身上的研究进展（Descamps et al. 2009）。如果机组人员的睡眠困难真的和生物节律紊乱有关，褪黑素或者它的一种诱导剂可能会是一种实用策略，可以将生物钟调节到想要的状态，并且可能不会损坏效率（Erman et al. 2006；Otamani et al. 2008），或不会在早期唤醒的情况下引起问题。

另外一个可能的对抗措施是研究对空间飞行中睡眠辅助药物快速起效

的解毒剂。常用的刺激剂（右旋苯丙胺）常在轨使用，虽然它的使用是在飞行药物中用作标准的抗疲劳治疗（Bonnet et al. 2005），它也是在紧急唤醒情境中第二个最佳选择，对于这种情况或许有更好的药物。虽然在疲劳中使用右旋苯丙胺被广泛研究（Caldwell et al. 2000），紧急情况下作为睡眠的对抗措施还未使用过。通过使用右旋苯丙胺可以逆转残留的对记忆不利的影响（Ko and Evenden 2009），事实上，在更高剂量时（在几个剂量后）右旋苯丙胺会降低记忆巩固和损坏听力。

也有实验显示苯丙胺（安非他明）能减弱在和任务相关的可见细节中寻找某个场景的能力（Kennedy et al. 1990），并且会损害从非相关的输入中辨别重要信息的能力（Swerdlow and Geyer 1998）。更重要的是，因为右旋苯丙胺具有很长的半衰期，在给药后 2 ~ 3 天才能回到正常的睡眠模式（Caldwell et al.2000；Queckenberg et al. 2009）。人们都知道苯丙胺也很可能会造成潜在滥用。另一个可能的拮抗剂是咖啡因，它是一种常见的能提高表现的兴奋剂并且已经以饮料的形式带上了飞机。然而，在较长的期间反复使用并不是很有效，并且它的利尿作用将是一个操作上的难题（Hindmarch et al. 2000；Van Dongen et al. 2001）。

莫达芬尼是另一种兴奋剂（Makris et al. 2007）。它或许通过减少 GABA 释放起作用，而不是像安非他明一样影响多巴胺的摄取（Ferraro et al. 1997），虽然也存在其他作用机制的有限证据（Wesensten 2006）。莫达芬尼能提高警觉性和机敏性，并且基本没有副作用（Dinges et al. 2006；Grady et al. 2010），虽然在过量给药时会存在产生心脏和 CNS 问题的风险（Spiller et al. 2009）。当对睡眠缺失的个体进行给药时，咖啡因和莫达芬尼都有表现出减少参与有风险的行为的意愿（Killgore et al. 2008）。故意对机组人员提供药物以增强其胆怯和谨慎的行为是不被建议的。

大部分睡眠援助手段会通过多种神经元抑制信号通路增加 A 型 γ-氨基丁酸受体复合物的表达行为（Gilman et al. 1990；Katzung 2007）。存在和 GABAAR 上的相同位点相互作用的药物，但是对受体功能上却有相反效果。在临床实践上它们并没有常用来阻碍睡眠辅助，但是已经被成功地用于苯二氮用药过量或者不良反应中（Misaki et al. 1997；da Silva et al.

2008）。有实验显示氟马西尼会使人在服用唑吡坦之后的昏迷和沉睡中恢复过来，也能恢复药物诱发的记忆缺失（Wesensten et al. 1995；da Silva et al. 2008）。还没有听说可以使用氟马西尼进行提前唤醒的例子。现有的文献没有关于早于 8 小时唤醒后的表现改善（动作或认知）程度的信息。

中枢神经系统总结

航天证据归于类别Ⅱ（对照研究），而大量的地面研究的证据归于类别Ⅰ（对照和随机研究）。根据所给的关于机组人员对于睡眠的抱怨频率，改善机组人员睡眠的优先计划应该有优先级别。这个方案应该包括行为元素和药物。睡眠辅助在同一个受体上进行，并且众所周知这个受体过于活跃会导致呼吸抑制。安必恩 / 索纳塔是一种具有潜在危险的混合物，并且在同样的晚上使用这种睡眠辅助应当在地面上先进行测验。在飞行中和其他的药物联合使用（比如异丙嗪）也应当进行地面试验以防止多重用药问题。一个睡眠辅助疗法应当能够在睡眠期间应对突发情况的出现。

第六章　心血管系统

心血管系统（CV）负责所有机体组织的血液循环。地球重力的缺乏除去了机体必须对抗的显著外力。在重力条件下机体大部分努力趋于保持直立和平衡（Sockol et al. 2007）。在空间飞行中，除去了这项需要，机体的肌肉，包括心脏，不必努力工作。一般来讲 CV 系统能很好地适应空间飞行，但是在飞行历史中出现了一些问题。像在地球上一样，CV 系统对锻炼有很好响应，但对锻炼延长的间歇没有很好响应。直立不耐受和心血管失调是很多返回的机组人员的问题。这些风险近期在《心血管节律分风险报告》一书中得到很好综述（Platts 2008b）；只有最近的发现和那些关于药理治疗将在此阐述。

尽管有一个 5 ～ 7 英尺（注：1 英尺 =0.3047 米）静态压差异，在地球上直立的两足人类试图保持全身持续的压力和灌注。当除去重力的时候，这些适用会引起问题。

例如，在出生时人类毛细管基底膜厚度在全身所有部位都是一样的，但是随着发育的继续，机体依赖的部分它会变厚，直到它是机体最低部分的两倍厚度（与在腹部或胸肌基底膜厚度大约 900Å 相比，肠腓肌厚度为

1894Å）（Williamson et al. 1971）。如果压力在机体的各部位相等，这意味着在微重力的条件下，头部毛细血管比正常时候经历更高的压力（图 6.1）（Hargens and Watenpaugh 1996）。当更高的压力和相对薄的基底膜组合到一起的时候，结果是与 1G 相比更容易发生跨毛细管泄漏。由适应于 1G 导致的心血管解剖特色，在与空间飞行密切相关的视神经乳头水肿和头疼中起到重要作用。实际上，已经在倾斜测试中经历直立不耐受的卧床受试者和有抵抗的人中，观察到跨毛细管流体运动，表明有大量穿过毛细血管流体的运动，更可能经历明显晕厥（昏晕）（Hildebrandt et al. 1994）。在低位而不是高位端的卧床前和卧床中，已经发现血管壁厚度和活性的差异（Platts et al. 2009a）。

复杂的心血管调控系统在空间飞行中显示了很多变化（Charles and Bungo 1991；Platts et al. 2008a, b）。有一些是 EKG 中的变化（Mulvagh et al. 1991；Lathers et al. 1993）。神经系统在飞行后直立不耐受（POI）作用的讨论，可在 Mano 写的非常好的综述中见到（Iwase 2003；Mano 2005）。

在细胞培养空间飞行模拟中，心肌收缩力下降可能是通过一氧化氮通路（Xiong et al. 2003）。心脏对交感神经传动、高钠或者心房延伸的响应会导致分泌利钠肽（ANP）（Guyton and Hall 2006）。在头低位卧床实验中在

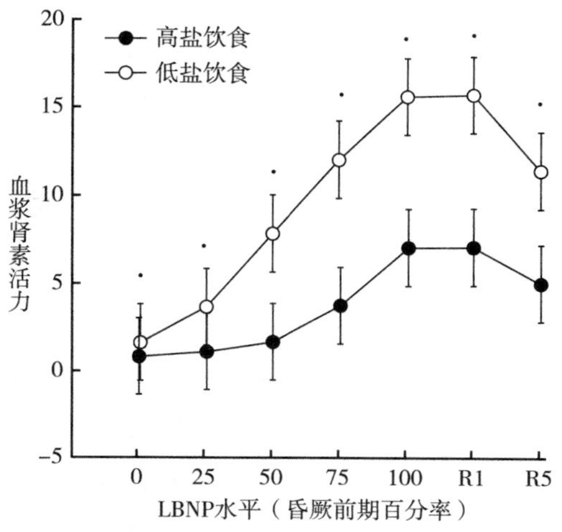

图 6.1　高盐（对照）和低盐（限制盐量）饮食的血浆肾素（Davrath et ail 1999）。空间医学联合会使用许可

几分钟的时间内就可显示 ANP 含量提高（Grundy et al. 1991），可能是通过体液再分布引起的心房拉伸引起的。但是，在地面实验中，用 ANP 处理可以减少毛细血管滤过，在毛细血管中保持更多的液体，可趋于阻止立位问题（Watenpaugh et al. 1995）。

尽管采取了措施来纠正，但是目前 ISS 食物中钠的水平使多数 CV 研究的解释复杂化。高钠食物抑制交感神经和肾素醛固酮系统活力（图 6.1）（Davrath et al. 1999）。这提高了高盐食物能阻止被用作补偿飞行后立位高压交感输出升高的可能性。

空间飞行证据

心肌萎缩

在某些返回的航天员身上观察到了心肌萎缩。它与很多的不良事件不相关联，但是已表明萎缩对立位不耐受有贡献（Levine et al. 1997；Platts 2008b）。研究显示左心室质量在短期飞行中下降了 12%（n=4 航天员）（Perhonen et al. 2001）。这个主题是使用计划于 2013 年完成的飞行中 ISS 机组人员的一项研究。初步结果显示在长期飞行后萎缩更严重，萎缩在着陆后第三天没有恢复（Platts 2008a）。在一项地面研究中发现血氧不足与左心室质量下降相关，结论是空间飞行中明显的心肌萎缩与体液漂移直接相关，血氧不足可能不是本身显著关心的问题（Summers et al. 2005）。

心律失常

在长期空间飞行中，心律失常已经被报道发生在机组人员身上，但是这些未与其他不良事件相关联（Jennings et al.；Smith et al. 1976；Rossum et al. 1997；Fritsch-Yelle et al. 1998；Migeotte et al. 2003；Platts 2008a）。因为它们没有时间相关性，所以舱外活动的物理需求已经被排除（Rossum et al. 1997）。一般假设这些罕见的场合可能与以前未被检测到的心血管疾病联系在一起，但是长期空间飞行的某一方面或许起到重要作用（D'Aunno et al. 2003）。《心血管节律证据报告》最近涵盖了这个话题（Platts 2008b）。但是，应该注意到很多药物阻断了心血管 HERG 钾通道，延长了 QT 间隔（Keller et al.；Gilman et al.1990），这被临床证明为心律失常。在空间飞行中看到的心律失常事件和任务中使用到的药物有关是可能的。

飞行后立位不耐受

飞行后立位不耐受（POI）阻止航天员立即从地面活动中恢复，有严重损害地面紧急着陆下的反应能力的风险（Broskey and sharp 2007）。在飞行后试验中，14 位 STS 航天员中的 9 位不能耐受 10 分钟的站立（Buckey et al. 1996）。在 STS 航天员中，100% 女性和 20% 的男性经历了 POI（Waters et al. 2002；Platts 2008b）。

虽然过去几年中对 POI 的了解已经有了明显的改善，但是 POI 机制还未完全被了解。经历了 POI 的人们可能在接下来的飞行中不得不重复面对（Martin and Merk 2004）。人们已经注意到大多数经历了 POI 的人经过几分钟站立表现出，其与一个慢作用机制一致，例如毛细血管从脉管系统向组织（Broskey and Sharp 2007）或静脉池滤过（Verheyden et al. 2009）。在返回的不能完成倾斜测试的航天员身上，已经阐明缺乏交感神经系统对外周脉管系统的补偿（Buckey et al. 1996）。与 13 个非晕厥前同伴相比，9 个晕厥前机组人员飞行前缺乏去甲肾上腺素 α 受体的激活，这或许能说明立位问题的个体可疑性（Meck et al. 2004）。人们已经注意到在返回的机组人员中迷走神经状态降低（Migeotte et al. 2003）。

值得一提的是对于单身年长的航天员，大部分 CV 变异在飞行前和飞行后是一致的，但是这个个体比年轻的同伴释放出更多去甲肾上腺素，在着陆时没有显示出立位不耐受（Rossum et al. 2001）。压力感受器输出中心整合的降低或许可以解释这些发现，但是这个说法还未被确认。这些是一个机制的全部线索，但是完整的故事还没有被揭示。

在地面用药中，血浆容积清楚地和立位耐力联系在一起。不同的流体载荷和弹力衣策略被评价为有用的对抗措施。盐和流体载荷提高血浆容积，被认为能帮助降低立位不耐受（OI），其存在于目前的操作中（Bungo et al. 1985；Frey et al. 1991），但是它还未解决这个问题。

至今还没有药物治疗措施被研究。压缩服装降低 POI（Platts et al.

2009b)，将被作为对抗措施继续研究。据说还存在行为学的方法，比如腿部肌肉的张力被用作阻止 POI，但这些似乎未被系统测试（Gisolf et al. 2005）。

一些针对 POI 的药理对抗措施也已经被测试。人们采用氟氢可的松进行了实验，因为在地面立位高压（OH）的患者中它被用作提高血浆容积（Vernikos et al. 1991）。在着陆前几个小时，0.3 mg 的单剂量确实保护了返回航天员的血浆容积，但它不会改变昏厥前期速率（Shi et al. 2004）。尽管 0.3 mg 的单剂量的效果被研究，由于非预期效果氟氢可的松在进一步研究中被淘汰（Shi et al. 2004）。如果血浆容积确实对 OH 起重要作用，不同的剂量或剂量方案可能被证实是有效的。来自 Shi 的研究数据（Shi et al. 2004）表明容积对 OH 起到有限而不是决定性的作用。

已经表明正常内脏循环流动的减少或许对 POI 起作用（Ray 2008），对机组人员的有效对抗措施或许涉及调动血液容积。米多君已经被测试为一种对抗措施。虽然它最近被美国食品与药物管理局质疑有效性证据不足（FDA 2010），但是已经表明在返回的机组人员中没有非系统性副作用（Platts et al. 2009b）。在一项卧床研究中，它确实能降低 POI（Ramsdell et al. 2001），但是当它与异丙嗪（PMZ，最近用于空间运动病 SMS 的最有效的治疗方法，常用于发射时期）合用时已经观察到严重的副作用（Platts et al. 2009a）。

PMZ 常规用于阻止和治疗空间运动病，已经表明其有可以提高立位压力的可能性（Shi et al. 2010）。PMZ 的其他副作用在上述 SMS 章节中讨论过，但是它对 OH 的可能贡献是非常麻烦的，尤其是着陆后勤需要额外的机组人员活动。理想地是，美国航空航天局将选用不同的 SMS 治疗方法，但是与此同时，另外一个唯一有效的药物是莨菪碱，它效力要小一些且更可能引起副作用。在一个更有潜力的对抗空间运动病的药物出现前，PMZ 似乎是治疗 OH 的最好办法。

空间飞行模拟研究

最初心血管问题在机组人员中测试，模拟的适应性被很好地建立（Pavy-Le Traon et al. 2007）。虽然很多人类研究是在头低位卧床研究测试中进行的，但是一些使用水浸或者干浸的方法结果并不一致，尽管总体上讲一致性比较好（Shiraishi et al. 2002；Waters et al. 2005）。一些研究也使用抛物线飞行，在高重力和失重间有简单改变。在抛物线飞行中，发现大脑血管的限制与立位不耐受有关（Serrador et al. 2000），但是非常简单的重力暴露到空间飞行经历的关系还未严格建立。已经表明在抛物线中头的位置改变了中枢血流的测定（Herault et al. 2002），这可能会混淆来自此模拟物的结果。

在动物身上可能的机制研究已经表明神经系统显然对 POI 起作用。立位压力通过前庭神经的分泌增加（Yates et al. 1998）。在后肢悬吊的大鼠中，已经显示 α1 肾上腺素受体灵敏度降低，这能解释去甲肾上腺素缺乏的表面效果（Sayet et al. 1995），尽管卧床中（30 天），血管对外部去甲肾上腺素响应是正常的（Convertino et al. 1998）。α1 激动剂米多君显示可以降低 16 天卧床后的 OI（Ramsdell et al. 2001），当这个药物与 PMZ 合用对抗 SMS 时，已经观察到明显的副作用，因此这个组合不再被使用（Platts et al. 2006a；Shi et al. 2010）。一氧化氮在 POI 中可能的作用和尾悬吊大鼠相关。虽然一氧化氮水平不受尾悬吊的影响，但是动物返回直立位置几小时后内它会立即显著提高（Bayorh et al. 2001）。在 7 天的卧床模型中，已经显示氟化可的松（一种提高盐和水在肾中保留的盐皮质激素）在阻止 POI 上比盐水更有效（Vernikos et al. 1991；Vernikos and Convertino 1994），与血浆肾素活性有长时间的联系（Thompson et al. 1979）。在 1991 年的研究中，在站立测试 1 小时前服用安非他明（Vernikos et al. 1991），使和其他研究的比较不够直接。在卧床模型中研究了外周脉管系统的“泄漏”。在卧床后 24 小时，测试腓肠肌容积，在立位挑战耐受和不耐受的人中观察到显著差异，见图 6.2（Hildebrandt et al. 1994）。ANP 治疗减少毛细管过滤和使毛细管中保留更多液体，这将试图阻止立位问题（Watenpaugh et al. 1995）。

心血管系统总结

在空间飞行中心血管系统变化的证据属于分类Ⅲ，观察性的，某些涉

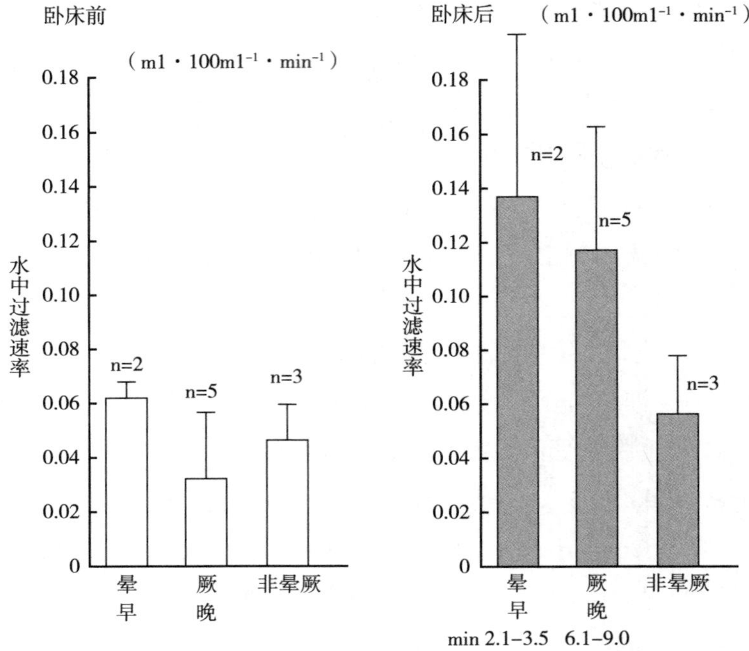

图 6.2 卧床前（左）和卧床后（右）昏厥前期和非昏厥前期的受试者的腓肠肌过滤速率（Hildebrandt et al. 1994）。Springer 许可使用

及干预调节的部分研究属于分类Ⅱ，用机体作为他们自身对照的对照研究。上述讨论的卧床研究都属于分类Ⅱ。很遗憾的是，关于生理变化的机制研究在多个研究组中存在不一致，补充发射期和着陆期数据似乎能够阐明这个问题。

第七章　胃肠道系统

人们对空间飞行失重条件下胃肠道系统（GI）的功能变化知道的很少。很少有研究试图强调空间飞行中的这个系统，但是经验性的是，多年的飞行经验已经表明失重条件下 GI 功能不同于地面的 GI 功能。机组人员能够没有任何问题进行饮食饮水，当他们的摄入量充分的时候，他们的体重得以维持。一些未解决的关于 GI 的运动性和药物吸收的问题，在上述“吸收”章中讨论过。但是直到目前，在空间飞行中抱怨最多的是空间运动病，它不仅仅是 GI 问题，它有明显的神经系统（SNS）因素（Muth 2006），将在下面进行讨论。

空间运动病

几个世纪以来就已经知道被动的运动会影响人的机体。希波克拉底在 2400 年前在《人性》书中注意到晕船病这个现象（Megighian and Martini 1980）。在 1881 年“运动病”术语最早被提出来（Graybiel 1976），在人类机动车运输不久后变得非常普通，最初是铁路，之后是小汽车。

一些人易于患运动诱导的疾病，然而另外一些人不易患病，此差异原因还未被充分理解。空间运动病（SMS）是一个关于宇航员经历的被认为是运动诱导的一套症状的术语。SMS 包括眩晕、脸色苍白、冷汗、有时呕吐。70% 的航天员报告了 SMS 症状（Davis et al. 1988），尤其是在地球重力到微重力间的过渡时间或者再次回来时（Buckey 2006）。相关的虚弱乏力被认为是非常严重和频繁的，因而导致在飞行的前 3 天对航天员的操作要求保持在最小限度。

空间运动病的独特方面

SMS 一般发生在环境过渡的时期，或者在飞行的前几天或者在返回地球的前几天，或者两种情况下都存在（Buckey 2006）。对于大多数机组人员来说，存在于飞行 1 ～ 3 天的症状将在后续飞行中消失（Buckey 2006）。这表明 SMS 不是单独受被动运动所驱使，因为运动是在全部飞行过程中一直存在的。SMS 症状与地面运动病有点不同，地面或许没有出汗和面色苍白，或相对轻的症状，也会发生带有很少预兆的呕吐（表 7.1）（Ortega and Harm 2008）。呕吐物是不常见的，比较干净，如果含有食物，是未消化的食物。SMS 典型症状是缺乏肠音，表明胃肠道运动能力较低（Thornton et al. 1987）。有时候空间运动病症状限定称为入睡综合征：嗜睡、缺乏主动、没精打采、冷漠，没有胃的参与（Graybiel and Knepton 1976）。很清楚的是，眩晕和呕吐是导致虚弱无力和威胁任务的，但是入睡综合征对机组人员效率有强烈的负面影响，近似于或者包含抑郁的症状（Graybiel and Knepton 1976）。因此，虽然眩晕和呕吐是主要的症状，但是 SMS 被认为是中枢神经系统的问题，而非 GI 系统。

表 7.1　运动病调查问卷维度（Muth 2006）Elsevier 许可使用

胃肠道	中　枢	外　周	入睡相关的
胃感到恶心	头晕	出汗	恼怒的 / 易怒的
恶心的	头轻	冷汗	嗜睡的
眩晕的	不分辨方向的	热 / 温暖	疲劳 / 疲惫的
我想要呕吐	眩晕，仿佛在旋转		不放松

恶心和呕吐

关于恶心和呕吐（N&V）有大量的文献，并且尝试将其归为单一紊乱。然而，能很有效治疗由化学物质（例如癌症化疗、怀孕或外科麻醉）诱发的呕吐治疗并不能对由运动诱发的呕吐同样有效，这表明负责运动诱发疾病的机理和其他那些导致 N&V 症状的机理有很大不同。在昂丹司琼家族中一些较新的抗呕吐药物使得癌症化疗产生了革命性的变化，但是已经证明对运动诱发的疾病是无效的（Stott et al. 1989；Levine et al. 2000）。这个事实还没有在临床医师和美国航空航天局之外的研究者中广泛的提到，并且因此产生了一些关于美国航空航天局对 SMS 的治疗策略选择的困惑。

在地面实验中显示训练仅对防治特定的 N&V 症状有效。预期的恶心（当一个人回到曾经产生恶心的环境中所经历的恶心）通过训练可以减少，然而旋转的恶心（由旋转椅和离心作用造成的）不会受到训练的影响（Klosterhalfen et al. 2005）。这也提出了一个概念，即不同种类的恶心有不同的机理，并且因此需要不同的治疗策略。

此外，恶心和呕吐被认为有不可逆转的联系——当恶心感增加时，这一阵的呕吐也会到达顶点。然而，一些临床实践的证据指出恶心和呕吐事实上可能是两个孤立现象。对这个现象最著名的支持是 $5HT_3$ 拮抗剂例如昂丹司琼防止呕吐的显著作用，即使他们已经不会呕吐了，但是许多患者仍然会感到恶心（Sanger and Andrews 2006）。已经有人提出恶心是由前脑的动作所引起（对脑干输入的反应），然而呕吐是由脑干起始的并没有前脑的参与（Horn 2007）。不同的神经递质和受体用于脑不同部位的细胞间交流，这个理论可能可以解释药物效用的不同。

空间运动病的机制

被广泛接受的关于 SMS 机制的理论是来自于前庭的输入信号和来自视觉系统的错配，导致在接收矛盾信息的高级脑中枢的错乱。这些感官（视觉和前庭）中的任一个将信息传递到关于身体位置和运动的 CNS，并且人们认为当 CNS 接收这些矛盾的信息时，就可能会产生问题（Reason and Brand 1975；Yates et al. 1998）。通常情况下，取决于眼前景象视觉系统的信息（并由此推断出身体在空间中的位置），来自于足部的默克尔磁盘信息介导站在地面上时的足部压力，来自于本体感受器和耳石的信息提供给 CNS 同位置的不同信息，如在图 7.1 和图 7.2 所示。相比之下，在微重力下耳石、前庭系统和皮肤压力感受器将不会向 CNS 提供任何信号，或者会发送不符合逻辑或无意义的信号。当这些输入信号和来自于视觉系统的输入信号相比较起来时会导致一个明显的错配。有限的证据显示当机组人员适应空间飞行时会经历前庭输入信号减少，这可能会趋向支持这个理论（Watt and Lefebvre 2003）。

在大脑中，髓质呕吐中心接受的输入信号是来自于附近的化学感受触发区域（大部分是由 D2 多巴胺受体和 $5HT_3$ 5- 羟色胺受体传递的），前庭器官（由毒蕈碱和 H1 组胺受体传递的）和外围传入物（图 7.2）。治疗性的减少 N&V 现象的药物可能在这些全部的或者其中任意的受体类型上

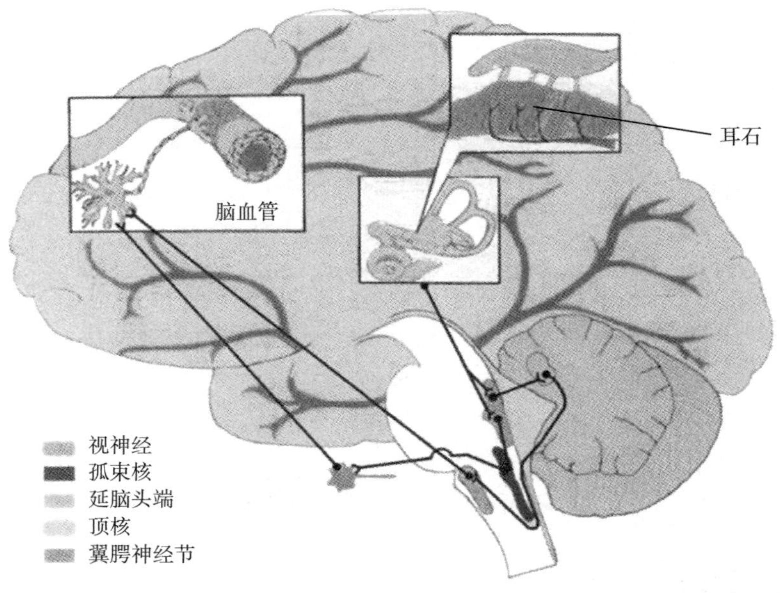

图 7.1　连接前厅器官和脑血管的通路（Serrador et al. 2009）开放资源

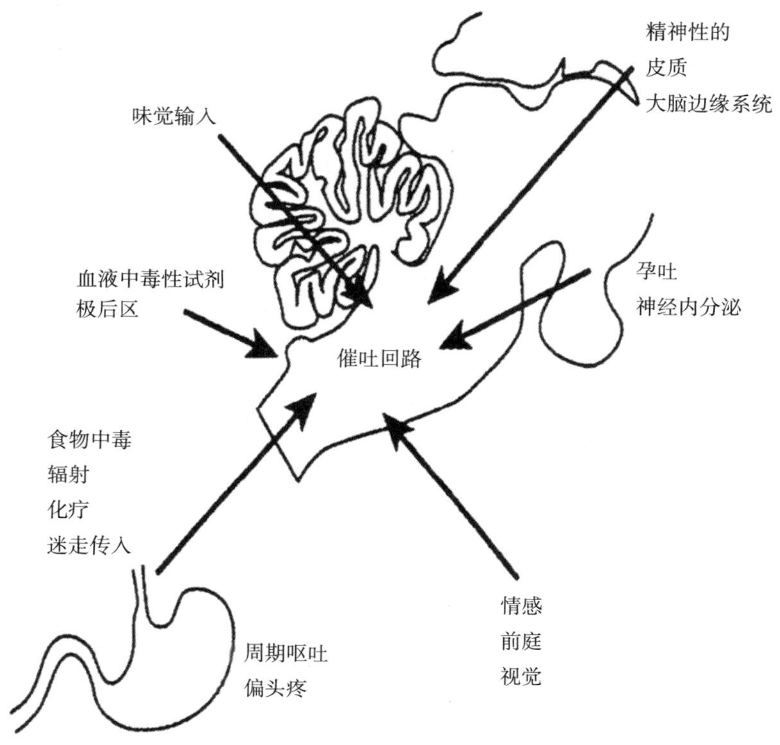

图 7.2 后脑催吐回路（Hornby 2001）Elsevier 许可使用

起作用（Katzung 2007）。乙酰胆碱受体也在运动病中扮演了角色，有事实表明毒扁豆碱（一种类胆碱类的拮抗物）能够用于减少与运动类似的症状（Janowsky et al. 1984）。

虽然也有其他的理论存在，但是感官错配理论是目前为止被最为广泛接受的。已有人提出脑脊液（CSF）的不平衡是触发 SMS 的生理因素（Parker 1977）。实验显示一个正常的迷宫器官会使得地面运动病发展，但是这个观点还没有在微重力的环境下直接测试过（Kennedy et al. 1968; Borison 1983）。也有人提到颅内压隆肿可能在 SMS 中有作用，并且虽然脑灌注的改变已经在地面离心实验中得到了证实（Serrador et al. 2005），这个理论也没有被直接证实过（Lakin et al. 2007）。

空间运动病易感性

由癌症化疗所致恶心的趋势已经被记录下来；在地球上运动病的易感性与癌症化疗过程中的恶心和呕吐有高相似性，严重程度互相关联（Morrow 1984）。遗憾的是，运动病（飞行、航海、火车和机动车辆）的易感性和经历空间运动病（SMS）的可能性好像并没有什么关系（Heer and Paloski 2006）。以前的航空经历貌似并不会影响 SMS 程度，尽管从有经验的航天员学到的机理好像似乎能帮助他们很快感到舒服一些（Davis et al. 1988；Reschke et al. 1998）。人们没有观察到有性别影响（Oman 1998）。健壮程度（通过 VO2 max 测定）和 SMS 易感性没有关联（Jennings et al. 1988），虽然这和在地面的运动病是有联系的（Banta et al. 1987）。一些回顾性的研究已经尝试辨别对经受 SMS 的航天员有独特影响的因素。视觉扭矩不对称程度比较高的航天员（眼睛在眼窝中扭转具有较大的不同）更可能经受 SMS。这个发现表明控制眼睛旋转（来自于内耳石）可能参与 SMS（Diamond and Markham 1991）。那些更加依赖方向（与动态和本体感受依赖相反）视觉线索的人更易感受到运动病（Harm et al. 1998）。

SMS 的触发物是很难确定的，这可能是因为文献中的很多报道是相互矛盾的。在水星号和双子座号宇宙飞船之前的航天员没有报道有 SMS 症状（Clement 2003）。有人提出这可能是那些航天员隐瞒了他们的这些症状（Clement 2003），但是他们的任务和近期的一些有很显著的不同，这或许能解释为何出现更少的 SMS 症状。或许其最显著的区别在于较早的航天员在起飞和降落时，比现在的机组人员经受了更高的重力（与航天飞机的 3G 相比，大约是 8G）（Clement 2003），但是这看起来并不太可能解释更少的 SMS 症状。事实上，地基人类离心研究显示，较高的重力环境会产生一系列和 SMS 十分相似的症状（Bles et al. 1997）。

更关键的是，长期飞行的机组人员相较于短期飞行的机组人员会经历更多的 SMS 和更严重的症状（Ortega and Harm 2008），这表明在微重力环境下的飞行时间是一个重要的诱因。早期的机组人员也会限制在一个运动的极端狭小的船舱中（Clement 2003）。后期的机组人员报告过 SMS 症状或许是由垂直的头部移动（和头部旋转相对应）诱发的（Oman 1990；Bos et al. 2002），并且有人提出水星号和双子座号航天员没有经历 SMS 症状是由于在他们规定的船舱中不能移动头部。现在认为头部移动在诱发 SMS 中起到了关键性的作用。现已证明在倾斜方向上的头部移动比横向的或旋转的头部移动，更能刺激运动病的发生（Lackner and Graybiel 1986），因此航天员被建议要限制头部运动，尤其是那些在倾斜方向上的（Clement 2003）。相较之下，在地面运动症模拟中处于移动中、移动中限制视野（绑在一个倾斜的桌子上）会使人觉得更加难受（Faugloire et al. 2007）。总的来说，这些数据使我们无法确定微重力、高重力、头部移动和限制运动在 SMS 中扮演的角色。

空间飞行证据

因为 SMS 的机理仍未被理解，很难说哪个飞行相关的生理变化与 SMS 相关的。而且，一些空间飞行的生理作用很可能和 SMS 相关。首先，也可能是最重要的，在飞行期间内耳的耳石不再以那种地球重力牵引下的方式依赖于前庭毛发细胞。这种再定位与发生在地面爆发性的位置性头晕的方式相似，这种情况下耳石被移出它们的正常位置，漂移至半圆形食道，导致从前庭器官来的传感和信号传导发生改变。症状是昏迷、旋转、运动感觉、头晕、轻度头疼、不稳、失去平衡、视力模糊、恶心，以及有时呕吐。它们经常受头部运动的激发，非常像 SMS（Parnes et al. 2003）。

地面上用于治疗单纯爆发性的位置性头晕的最好办法是，对错位晶体再定位的系列运动（Herdman 1990），但遗憾的是，其在空间飞行中不可行。在空间飞行中除了大量耳石在空间飞行中的移位外，现代分子技术表明在空间飞行中会发生基因表达的变化。前庭神经元表达 Fos 和其他的细胞的数量介导增加了在经历 14 天空间飞行的大鼠体内早期的基因产物。相应的基因表达的降低发生在脑干网状结构。这些数据表明对改变环境的适应性，也表明在空间飞行中有更少的本体输入（Balaban et al. 2002；

Pompeiano et al. 2002）。

空间飞行中动物实验表明耳石系统在飞行中有适应性。（Wiederhold et al. 2003）。斑疹也适应 1G 重力，改变突触的连接性（Ross and Tomko 1998）。暴露于高 G 重力（2G）两个小时会提高大鼠海马中 H1 组胺受体的 mRNA 表达。这是一个有趣的发现，证明抗组胺类可用于治疗 SMS。在此研究中没有检测蛋白水平的变化，尽管 mRNA 依据进甘油醛 -3- 磷酸脱氢酶（GADPH）行了标准化，作者没有显示 GADPH 的 mRNA 是否被超重力改变。但是他们确实揭示迷路切除术的大鼠未显示组胺受体 mRNA 的变化（Sato et al. 2009）。

空间飞行模拟研究

采用志愿者在地面进行了空间运动病的测试，鉴于此，可能鼓励了在志愿者间进行自我选择（Hoyt et al. 2009）。多数个体在生命中的某一时刻可能处于运动病激发的情况（局面）。症状最轻的人似乎最不可能成为让他们感到难受的这类研究的志愿者。因此，从这些研究收集的数据在某些形式上是可能有倾向性的，但是这些数据如何被影响或被影响到什么程度是未知的。

很显然，N&V 症状是多系统的，因此不能使用像组织培养或单细胞实验那样的简单模型，尤其是在分子机制了解特别少的情况下。在 N&V 研究中有很多动物模型，但是它们中仅有一些涉及运动诱导的 N&V；大部分涉及的是化学刺激剂。但是，动物在自由落体下降模型中可进行不同的测量（Song et al. 2002；Anken and Hilbig 2004）。一个调节过的、按比例缩小的 Ferris 轮子装置，已经在猫中被用于运动诱导的 N&V（Crampton and Lucot 1985）。鱼类有鱼漂黏附于它们的身体从而除去重力的影响（Hoffman et al. 1980）。遗憾的是这些数据非常离散，或者在对运动刺激的响应中会出现显著的物种差异，或者这些刺激不能准确复制空间飞行的经历。考虑到变异性，没有一个模型能特别适用于测试对空间运动病的潜在治疗能力。

存在几个人类运动诱导疾病的模型，飞行模拟器（带有可视化显示的一个运动平台）能理想地模拟很多来自实际飞行情况的传感经验（除耳石输出不会真正改变之外）。旋转视动鼓是一种模型，一个人坐在涂满条纹的旋转鼓内部。视觉信息和本体信息的错配与假设的错配理论中相似（眼睛看见运动、但是身体没有感受到运动），运动病产生了（Hu et al. 1991）。眩晕和运动病可以由带有视觉条纹视野的旋转鼓诱导（Stern et al. 1985；Hu et al. 1991）。最有用的模型似乎是交叉 Coriolis 耦合模型，在此模型中人坐在旋转椅中，被要求做一系列的头部运动（Fernandez and Lindsay 1964）。

在很多研究中抛物线飞行被用作空间运动病的刺激物，但是由于花在高 G 的总时间相对比在微重力下更长，它不是一个非常直接的微重力暴露模型。已经证明抛物线飞行能提高激素可的松、催乳素和 ACTH 水平（Schneider et al. 2007），它们可能在空间飞行中升高，但是还没有直接的比较。而且，微重力时间周期对于这个模型太简单，以至于不能用于药理实验。

地面上旅行有时候被用作空间运动病刺激物，但是大部分人已经适应了乘坐小汽车和火车，这些刺激物在产生空间运动病症状时候不是很可靠。很多人经历过乘船的症状，但是由于在船上控制这个刺激物是不可能的，一个能得出结论的研究需要很多旅行的大量参与者。

运动病治疗

地面运动病和呕吐治疗可以指导尝试治疗空间运动病。近些年在治疗由癌症化疗引起的呕吐上，已经取得很大改善。尤其是 $5HT_3$ 拮抗剂、奥坦西隆有效地减少化学感应激活区（CTZ）的化学诱导激活和 / 或直接作用于整个神经系统的 $5HT_3$ 受体来降低肠道活性。遗憾的是，奥坦西隆似乎在治疗运动诱导的呕吐中没有效（Stott et al. 1989；Levine et al. 2000；Reid et al. 2000；Muth 2006；Hershkovitiz et al. 2009）。实际上，$5HT_3$ 受体拮抗剂在阻止晕动诱导的呕吐中和安慰剂很难区别（Stott et al. 1989）。

经毒蕈碱和组胺受体靶向作用于前庭输出到呕吐中心的试剂已经证实在减轻运动诱导的症状中是很有效的（Reid et al. 2000）。这些包括对 SMS 有效的抗组胺药物（异丙嗪）和抗胆碱能（东莨菪碱）试剂（Davis et al. 1993a；Putcha et al. 1999）。

抗组胺药物

组胺拮抗剂（通过 H1 受体亚型）对减少运动诱导的疾病是非常有效的，但是来自于 20 世纪 90 年代几个二代非催眠性抗组胺药物被移出市场，是因为 QT 间期延长和室性心律失常，可能是通过和钾通道相互作用导致的（Kohl et al. 1991）。有这些风险的拮抗剂包括特非那定（Seldane）和阿司咪唑（Hismanal）。

在最近一代非催眠的抗组胺剂拮抗剂中，胆碱能类显著延长在旋转椅中的耐受时间，有嘴干和嗜睡的症状。胆碱能类延迟行为学表现测试反应时间，但未见到效率缺失（Buckey et al. 2004）。

异丙嗪对 D2 多巴胺受体、H1 组胺受体、毒蕈碱乙酰胆碱能受体（Connolly et al. 1992）和向内的整流钾通道（Jo et al. 2009）具有活性，有作用在 $GABA_A$ 受体的苯并二氮卓类位点的证据（Plant and MacLeod 1994）。异丙嗪（PMZ）不影响自主功能，包括动脉压、静脉窦压力感受器、儿茶胺类浓度（Brown and Eckberg 1997）。它被飞行医生和机组人员观察到能有效阻止和治疗 SMS（Davis et al. 1993a；Putcha et al. 1999）。

甲氧氯普胺是 D2 和 $5-HT_{3/4}$ 拮抗剂，但是已经证明至少在转椅模型中它对运动诱导的呕吐是无效的（Kohl 1987）。综合到一起，不同抗组胺剂的运动病效果表明减轻运动病的特性包括 H1 拮抗剂和 D2 多巴胺拮抗剂。

抗组胺药物一般和睡眠、降低的反应时间和其他性能损害有关（Parrott and Wesnes 1987；Hindmarch and Johnson 2001a；Ridout and Hindmarch 2003）。在运动病旋转椅模型中，可用的 PMZ 剂量改善 N&V 症状，但是引起很多行为学损害，包括认知和反应时间（图 7.3）。这些损害和那些由中等剂量乙醇引起的损害相似（Cowings et al. 2000）。有意思的是，H1 受体的刺激显示它们的表达水平升高（Kitamura et al. 2004）。长期使用抗组胺药物是否能减低表达水平还是未知的，但这是一个应该被检查的问题，尤其是如果长期使用抗组胺药物时。

抗胆碱能药物

东莨菪碱，毒蕈碱拮抗剂，可能是地面最常见的用于运动病的治疗药物，尤其是以透皮吸收贴的形式，被很多易得运动病的旅行者用作预防。

嗜睡是东莨菪碱最常见的副作用，已经测得反应时间有延迟（Parrott and Wesnes 1987；Howland et al. 2008）。苯海拉明和相关化合物茶木海明是最常用的口服治疗药物（Katzung 2007）。东莨菪碱口服含片在抛物线飞行中是有效的（Norfleet et al. 1992）。所有这些被认为是通过前庭神经元的毒蕈碱受体起作用。有趣的是，服用毒扁豆碱，乙酰胆碱酯酶抑制剂，能够延长胆碱能受体激活，产生 SMS 样症状（Janowsky et al. 1984）。毒蕈碱受体也会参与蠕动，GI 的毒蕈碱浓度通过胃肠道系统驱动内容物（Crema et al. 1970）。这可能是抗胆碱能运动病治疗相关的便秘和尿潴留这些副作用的作用机制。

拟交感神经药物

拟交感神经药物是模拟交感神经系统递质肾上腺素、去甲肾上腺素、多巴胺效果的药物（Katzung 2007）。

甲基苯丙胺和苯甲吗啉都是提高去甲肾上腺素和多巴胺释放的刺激剂，在地面研究中已经表明能提高对诱导运动病的刺激耐受，但相关的化合物哌甲酯（利他灵）和苯丁胺（一部分芬氟拉明和芬特明）却不能（Kohl et al. 1986）。虽然本研究中运动病刺激和测定被很好地设计，药理学是“单点”；也就是说，只有单一的剂量被用于每一个药物测试，没有明显地试图匹配使用不同药物的有效剂量（Kohl et al. 1986）。在此研究中甲基苯丙胺可能是有效的，因为它以高剂量来使用，无效的试剂是在很低剂量上使用的。从单点药理学研究得出结论是不可能的。

抗组胺或抗胆碱能的拟交感神经组合药物似乎比单独任何一个试剂更有效（Wood and Graybiel 1968；Graybiel et al. 1975）。可以通过同时服用安非他明而减少与 PMZ 使用相关的效率错误（Wood et al. 1984；Schroeder et al. 1985）。在旋转椅中莫达非尼和东莨菪碱引起多于 29% 的运动耐受（Hoyt et al. 2009）。莫达非尼是用于治疗嗜睡、注意缺陷综合症伴有多动，与安非他明在提高多巴胺和去甲肾上腺素的释放上有功能的相似性，但是它也释放组胺。

肾素血管紧张素系统

肾素血管紧张素系统组成成分似乎对运动病有效，但它是否也独立或

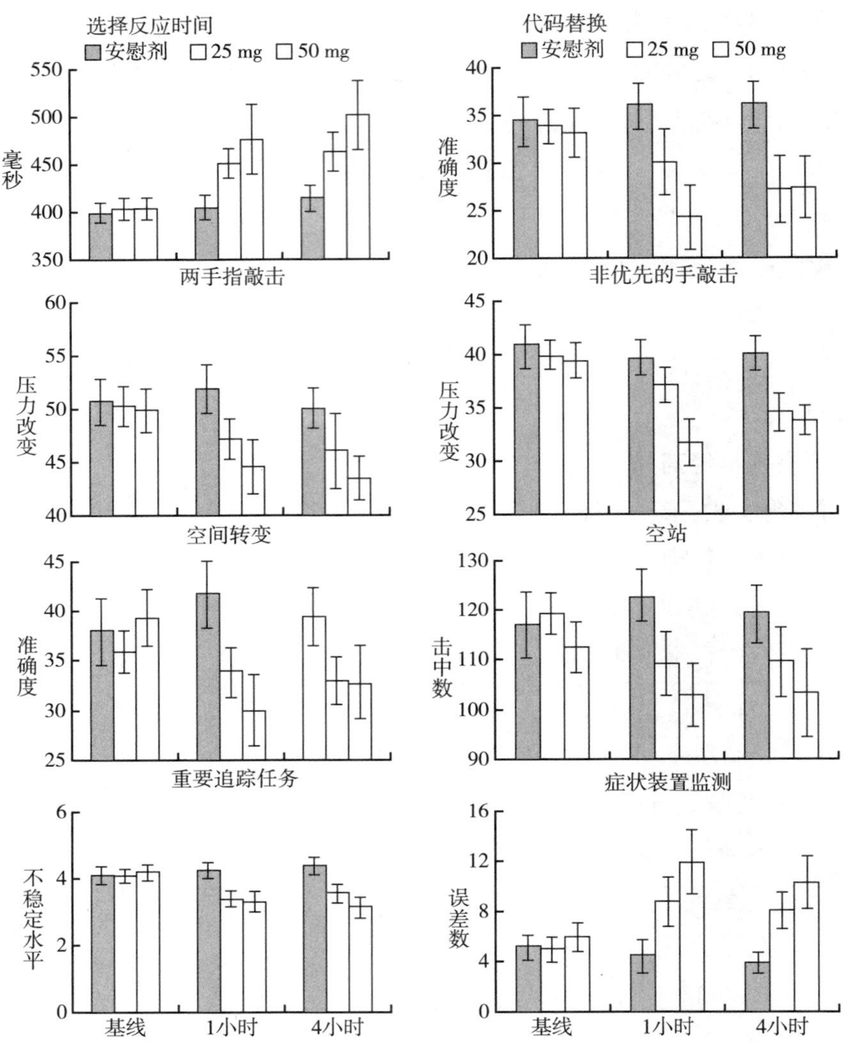

图 7.3 安慰剂、异丙嗪 25 mg 或 50 mg 的行为学测试结果（Cowings et al. 2000）空间医学联合会许可使用

通过交感神经系统起作用还不清楚。使用血管紧张素 II 的治疗，通过交感神经和 / 或加压素释放，限制外周血管来升高血压（Katzung 2007）。这能解释上述列出的交感神经药物的作用机制，它能为治疗干预提供可能的位点。

心房利钠肽（ANP）

由心脏针对交感驱动、高盐或者心房扩张响应分泌的（Guyton and Hall

2006）。已经显示 ANP 在几分钟内随着头低位卧床时间会增加（Grundy et al. 1991），可能是由于体液再分布导致的心房舒展引起的。高盐的饮食抑制交感神经活力和肾素血管紧张素系统，这增加了高盐饮食能阻止补偿飞行后直立血压的交感输出增加的可能。但是，ANP 处置能减少毛细管过滤，维持更多体液在毛细管中，能趋向于阻止立位问题（Watenpaugh et al. 1995）。精氨酸抗利尿激素（AVP），一个针对脱水响应的由脑释放的激素，可引起恶心、嗜睡（Kohl et al. 1991）。AVP 拮抗剂已经用作空间运动病治疗，但是目前的形式非常昂贵且很难转运到脑（Kohl et al. 1991）。

神经激肽拮抗剂

神经肌肽 -1 受体在脑干和胃肠道中被发现，两个位置都参与眩晕和呕吐。在 20 世纪 90 年代神经激肽在动物运动病模型上显示是有效的（Gardner et al. 1996；Lucot et al. 1997）。马罗匹坦可阻止行车中（Conder et al. 2008）和暴露于化学品（等同于奥坦司酮）中的犬的呕吐（Sedlacek et al. 2008）。这些药物开始用于临床癌症化疗，尤其是和 $5HT_3$ 拮抗剂一起。但是，在运动诱导的人类眩晕实验中，神经激肽拮抗剂 GR205171 和 L-758，298 和安慰剂没有不同（Reid et al. 2000）。神经激肽 -1 拮抗剂 GR205171，单独或与奥坦司酮合用，对于旋转椅诱导的选眩晕是无效的（Reid et al. 2000）。

其他运动病治疗

由于几个世纪来影响很多人的紊乱可能会出现，已经尝试很多治疗方法，一些已经显示出成功。在脑干中发现了 GABA 受体，NASA 用 GABA 激动剂和癫痫药物苯妥英作为晕海疾病的治疗（Woodard et al. 1993）。最近提出的 PMZ 活力位于 GABA 受体苯二氮卓类位点（Plant and Macleod 1994），似乎 GABA 受体在运动诱导的疾病中起重要作用。在脑干中发现了大麻素受体，大麻素拮抗剂已经成功用作 N&V 的治疗，但是还未用于运动病的测试（Heer and Paloski 2006，2006）。GABA 受体激动剂巴氯芬能减少晕动病发生，它的作用机制可能和大麻素激动剂的机制重合（Cohen et al. 2008）。肉桂苯哌嗪是国际上用于运动病治疗的非处方药物。它是抗组胺药物，一个钙通道拮抗剂（注意与 PMZ 机制重合）。长春西汀（长春乙酯）是健脑药物一族，在运动诱导的地面模型中显示了效果（Matsnev and Bodo 1984）。辣椒素类似物，是植物来源的辣椒素类似物，在鼩模型的运动病中是止吐的（Andrews et al. 2000）。

但是，所有这些潜在的恶心治疗和防护剂中都可能有副作用，包括效力损坏睡眠（Gilman et al. 1990；Katzung 2007）和速度以及功效的准确度降低（Paule et al. 2004）。由于这些潜在的副作用，执行任务的航天员、指令官和飞行工程师在发射前不允许服用任何抗空间运动病药物（Ortega and Harm 2008）。

空间运动病治疗

在飞行期间，东莨菪碱（是毒蕈碱拮抗剂）、抗组胺药物苯二氮卓类和晕海宁是有些效果的。东莨菪碱催眠的副作用一直是个问题，直到与左旋安非他明制成配方，左旋安非他明以前用作飞行药物的刺激剂。东莨菪碱/左旋安非他明（scop/dex）自 1993 年来还未广泛应用（Divas et al. 1993a），因为它并不是对每个人都起效（无效率 38%；Nachum et al. 2006）。由于它不良的再结合性副作用而被撤回（Davis et al. 1993a）。

异丙嗪（非那根）是在空间飞行中最常用的止吐药。过去很多年制备了几个转运剂型，航天员可以使用，但是最近大部分剂型是用于肌肉内注射来迅速缓解症状。一些航天员在飞行的前几天预防性用药，尤其是睡眠前。现有关于催眠的抱怨与在空间使用有关（Davis et al. 1993b）；航天医生认为这项发现非常令人奇怪，假设它是由于飞行兴奋引起的（Bagian and Ward 1994）。这种解释还未被确认。在太空这个药物以减少典型的催眠副作用的方式被机体处置和吸收、分布、代谢或排泄，仍然是可能的。

异丙嗪用于治疗运动病已有几十年了；1968 年它被认为不但是乘客而且是 Cunard shipping line 机组人员的最好治疗方式（Heggie and Entwistle 1968）。异丙嗪对 D2 多巴胺受体，H1 组胺受体有活性，也有在 GABA 受体的苯二氮卓类位点有活性的证据（Plant and MacLeod 1994）。

典型的是，当疾病机制未知但有用的治疗方法存在时，治疗的特征可用于帮助理解初始问题。遗憾的是，PMZ 宽范围活性未能帮助阐明运动诱导的呕吐机制，或减小意外效果。实际上，最近的关于飞行后立位压力和昏厥的研究显示 PMZ 提高了昏厥的可能性（Shi et al. 2010）。而且，因为 PMZ 对 GABA 受体有活性，有时和作用于同一受体的睡眠辅助药物一起服用，有潜在危险的药物相互作用的可能性。

目前空间运动病治疗的问题

东莨菪碱并不是对每个人都起效；实际上对于试用它的三分之一的人无效。终止使用东莨菪碱 / 左旋胺非他明后可见反弹的效果，一个简短的初始症状的强化返回（Wood et al. 1986）。目前飞行医生不建议其作为一线治疗药物，自从 1986 年以来未被大量应用（Davis et al. 1993a）。即使使用透皮转运试图阻止其他给药方式的峰浓度，口干、嗜睡、视力模糊仍是使用东莨菪碱经常见的抱怨（Clissold and Heel 1985）。

大部分人在地面使用异丙嗪时经历了很多副作用。最常见报道的副作用包括失眠、困惑、视力模糊、口干、眩晕、尿潴留、心动过速、心动过缓。当受试者给予 25 mg 或 50 mg PMZ 时，与安慰剂相比，12 个任务中有 10 个出现显著的效率下降（Cowings et al. 1996）。25 mg 和 50 mg 剂量的效率下降分别与那些血液乙醇水平 0.0085% 和 0.13% 相同（Cowings et al. 1996）（两个水平高于大多数州酒后开车的限制）。而且，地面 PMZ 使用与尿潴留和其他的尿液问题相关，在飞行中也会发生（Stepaniak et al. 2007）。

而且，最近的飞行后立位压力和昏厥的研究表明，PMZ 减少 20 分钟倾斜测试的可能（8 个受试者中的 5 个完成了倾斜试验，但被给予了 PMZ 的受试者没有一个能完成实验）（Shi et al. 2010）。考虑到一些机组人员在平稳着落后出舱时需要帮助，就会关心在紧急出口情况下立位不耐受变成一个严重的障碍。很清楚目前对 SMS 的治疗策略不够理想，PMZ 的副作用必须要尽可能改善或耐受。

胃肠道总结

关于 SMS 发生和治疗效率的证据属于分类Ⅱ（来自于对照研究）。

上述呈现的大多数关于地面运动病治疗属于分类 I（来自于随机化、对照试验）。

空间运动病是机组人员主要的抱怨，尤其是在发射后和着陆后的重力转移阶段。它和所用药物的副作用，限制了这些时间下的机组人员活力。理想的是，一个新的更好的治疗方案应该被鉴定。那时，一个灵敏的减轻异丙嗪副作用的策略将被建立。SMS 的根本原因仍旧不清楚。在全部地面用药中，如果充分理解紊乱机制，或鉴定出分子标记物，则可能建立一个更有效且专属的治疗方案。

虽然 PMZ 是治疗在轨机组人员 SMS 最有效的，但是它会在紧急出口情况下有潜在威胁生命的副作用的风险。这个知识缺口将被保持关注直至找到一个有效和安全的治疗。SMS 治疗和其他在轨服用的药物间可能的相互作用还是未知的。这在睡眠药物的例子中是非常重要的，大部分通过 GABA 受体起效，也是 PMZ 的靶标。用于头部充血的抗组胺药物是另外一个关注，因为 PMZ 也作用于组胺受体。空间运动病药物的作用程度在飞行中尿液问题起到很多作用。抑制这些药物的地面副作用，它们可被用作研究尿潴留或其他尿液问题的潜在原因或贡献因素。

第八章　骨骼肌系统

骨骼系统

简单地说，人类骨骼对由激素、血浆离子浓度、应激介导的生理改变产生响应，会经历持续再调控。针对空间飞行中骨骼系统面临的挑战和将会发生的生理改变，骨学科准备了风险报告（LeBlanc et al. 2007；Sibonga 2008a，b）。在航天员（尤其是那些经历长期飞行的）过去曾经历显著骨流失。对引发这种现象的理解和发展适合的对抗措施已经变成了近些年的热点问题。

两个非常不同的空间飞行模拟物，已经被证实是空间飞行条件下很好的模型，已经被广泛应用：即后肢吊起的啮齿类模型和人类头低位卧床模型（LeBlanc et al. 2007；Spector et al. 2009）。营养生化学科中强调了骨丢失机制和涉及钠、钙和维生素 D 和 K 的对抗措施（Smith and Zwart 2008），涉及承重锻炼的其他措施在肌肉和锻炼规律（Discipline 2008）中有描述，这个领域取得的进展非常快。最近，已经表明催产素，曾被认为仅参与哺乳期和社会行为，直接参与调控骨密度（Tamma et al. 2009），但是关于它的作用和如何被药理处置，仍有待发现。这里反将强调的是关于骨维护的药物使用专题。

空间飞行证据

特立帕肽

人类甲状旁腺素（PTH）是骨骼中钙和磷酸盐的一种重要调节物。依据不同持续时间和浓度它有不同的作用：长期低浓度会提高饮食中钙的肠吸收和尿钙的重吸收，然而丸剂给药会刺激破骨细胞发起更多的骨转化（Guyton and Hall 2006）。这些明显相互矛盾的作用可能是由于目前未知的调控机制引起的。这个领域取得的进展非常迅速，参与这些机制的很多分子正在被发现。

在对绝经期妇女的临床试验中，特立帕肽可以使脊椎骨折减少 65%（Neer et al. 2001），并且使腰脊椎骨矿物质密度（BMD）增加了 14%、股骨颈骨 BMD 增加了 6%（Jiang et al. 2003）。PTH 和它的类似物被用于治疗骨质疏松。特立帕肽是 PTH 的前 34 个氨基酸的一种重组形式，并且已发现它通过刺激成骨细胞复制、同时抑制成骨细胞凋亡（细胞程序性死亡），来增加成骨细胞（建骨细胞）数量的作用。这增强了骨骼结构（Jiang et al. 2003），而不是像二膦酸盐那样仅仅增加了 BMD（图 8.1）。这个结果显然非常符合预期，但这些药物仍然处于研发的早期阶段。但是对使用它们超过 24 个月或与其他骨骼强化策略组合的危险性，

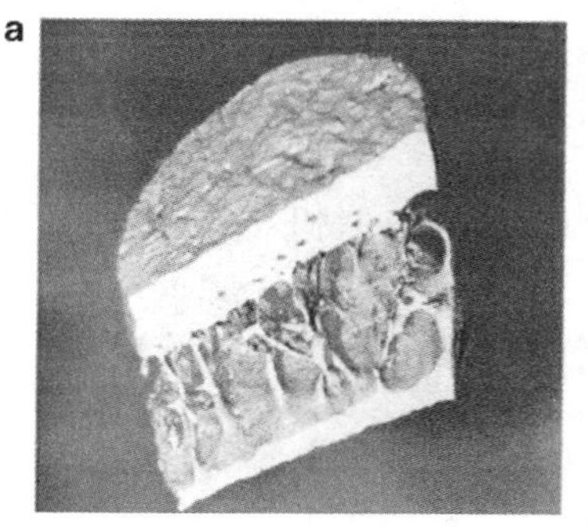

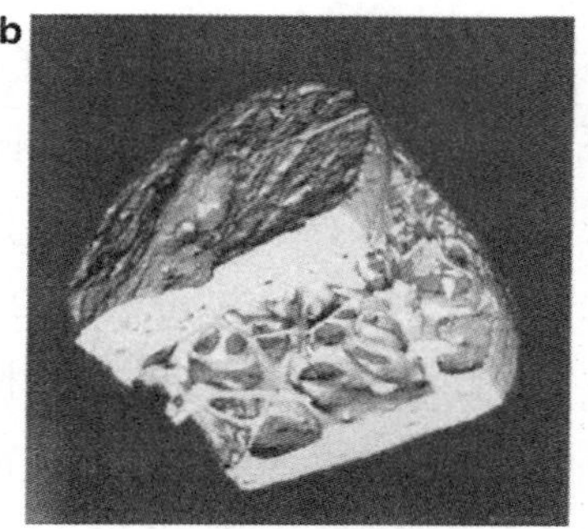

图 8.1　65 岁妇女髂骨损坏活检的 3D X 线断层摄影术重建

（a）治疗前，（b）特立帕肽治疗 21 个月后。注意连接性和内部结构的变化（Jiang et al. 2003）。Wiley 许可使用

知道的非常少（Brixen et al. 2004）。另外，这些早期的人类试验大部分是在绝经期妇女中进行的；关于 PTH 类似物对于年轻健康人的作用信息是很少的。

另外，由于 PTH 及其类似物都是多肽，所以目前它们只能以注射剂形式使用并且必须要冷冻保存，这对飞行使用来说是个显著的操作难题。使用特立帕肽最常见的副作用，就是一种轻微的短暂性血钙过高和腿部痉挛。有报告显示有增加大鼠骨肉瘤的患病风险，但还没有人类的数据支持。而且，在至少一项研究中注意到立性低血压的副作用，但似乎是仅在服用后起那几个小时出现（Lily 2004）。在着陆附近安排一个不给药时间段，将很可能避免这种情况的出现，但是这个情境还有待测试。

二膦酸盐

这些临床使用物质已经超过 10 年了。阿仑膦酸钠是在治疗和年龄相关的骨质疏松症中常规使用的第一种二膦酸盐，它与老年人 BMD 增加有关（Liberman et al. 1995；Heaney et al. 1997）。一些研究也表明有骨折几率减少的情况（Cummings et al. 1998；Black et al. 2000），尽管这只是在 FDA 的现有调查下的情况（截止到 2010 年 3 月）。年轻受试者进行的头低位卧床的研究显示，在对照组见到减少使用诱导的 BMD 损失和尿钙的减少，和其他可测量的骨标记物的改善（LeBlanc et al. 2002）。由于这些结果，阿仑膦酸钠现已经被用在飞行研究中。这类治疗方法的一个额外的好处就是尿钙排泄会减少（LeBlanc et al. 2002），使得肾结石的患病风险大大降低（Senzaki et al. 2004）。一个为期 90 天的头低位卧床（HDT）研究（Watanabe et al. 2004）中显示，帕米膦酸二钠在减少尿钙、降低肾结石患病几率、增加 BMD 上具有相似的效果。以不同形式组合的食谱对抗措施、锻炼和不同种二膦酸盐联合应用也正在测试中（Rittweger et al. 2005）。对年轻人的长期二磷酸盐治疗策略的效果仍然未知。有一些证据表明牙科病人中颌骨坏死的风险会增加（Fusco et al. 2009；Treister et al. 2009），老年骨质疏松症患者中长骨骨折的风险会增加（Odivana et al.），但是机组人员出现这两者中任一种情况的风险是否会增加仍是未知的。

新一代骨骼保护药物：核转录因子配体抑制剂

RANK（核因子 κB 受体活化因子配基、核转录因子配体）抑制剂是一种新型的骨骼保护疗法。RANK 是由作为破骨细胞（骨骼再吸收细胞）的激活剂的成骨细胞所产生的一种分子信号（Bai et al. 2008）。

正在研发的抗 RANK 或者抗 RANKL 试剂可结合 RANK 分子，并且抑制它激活破骨细胞的功能（Pageau，2009），因此减少了骨骼再吸收。研发最好的是一种叫作狄诺塞麦（denosumab）的单克隆抗体。数据显示狄诺塞麦能提高 BMD，但安全性实验还未完成（McClung et al. 2006；Pageau 2009）。因 RANK 信号在免疫系统功能中的重要作用，因此要注意它对免疫系统的影响。另外，已见使用狄诺塞麦而发生颌骨坏死的报告，与在二膦酸盐使用中报道的相似（Taylor et al. 2009）。安全性试验和来自临床使用的统计数据对新的 RANKL 药物是极为重要的。

骨转化减少和肾结石风险降低

有记录显示在任务进行中和在从空间飞行返回后，肾结石的发生率都会上升（Pietrzyk et al. 2007）。人们认为这些结石是由于高骨质转化速率相关联的异常高尿钙浓度引起的。地面上柠檬酸钾疗法将尿钙变成可溶形式，从而排泄了机体中的晶体沉淀（Sellmeyer et al. 2007；Zerwekh et al. 2007）。它已被用在长期飞行的机组人员中，显示降低了尿钙浓度，但与降低肾结石的直接关系还未被阐明（Whitson et al. 2009）。地面研究显示二膦酸盐可以减少尿钙（LeBlanc et al. 2002；Watanabe et al. 2004），但是是否对特立帕肽和狄诺塞麦同样适用仍待证实。在空间飞行中使用特立帕肽和狄诺塞麦是否会减少尿钙仍是未知的，但这是一个目前正在空间飞行二膦酸盐研究中验证的一个因素。假设尿钙的降低会减少空间飞行中和飞行后的肾结石形成风险，但是这点也是有待证实的。

肌肉系统

空间飞行证据

肌肉学科已经准备了空间飞行中肌肉变化的风险报告（Discipline 2008）。自探测早期就认为肌肉萎缩与空间飞行有关，被认为是狭窄的飞行器和肌肉不加载重力所引发的结果（Discipline 2008）。

肌肉萎缩减少了身体的力量，但是当隔膜受影响时，它也能够减少吸入体内的氧气总量。相似的，当心肌受影响时肌肉萎缩减少了流经身体的血液速率和总量（Guyton and Hall 2006）。肌肉萎缩被认为是对于任务的严重威胁，不仅因为它能够限制机组人员所能从事的物理工作，尤其是舱外活动和从飞行器脱出，也因为心肺保护功能的减弱还会限制身体对抗感染和治愈伤口的能力（Discipline 2008；Gopalakrishnan et al. 2010）。

空间飞行对肌肉生理学影响机理还没有被确定。同样在骨骼研究上使用的航天模拟－啮齿动物尾悬吊模型和人类头低位卧床模型，也被广泛地应用在肌肉功能萎缩的研究上（LeBlanc et al. 2007），但是它们之中没有一个能全部达到在空间飞行中所见到的效果。在空间飞行中可以观测到一系列广泛物质的改变，包括体液酶、激素和能影响肌肉维持和生长的很多分子（Leach 1981；Leach et al. 1991a；Chi et al. 1992）。在后肢悬吊的沙鼠中能够测量到胞内钙浓度的上升，但是在空间飞行时这种情况是否会发生还是未知的（Ogneva et al. 2010）。

这些激素、酶或者离子调节分子都是干预和对抗措施的潜在目标。后肢悬吊大鼠中的钙激活钾通道的功能会改变（Tricarico et al. 2005），但是在空间飞行中是否会发生哪种情况还是未知。虽然用于保护肌肉质量和力量的药物干预还是一个相对较新的研究领域，但是一些药物已经在研发中了。它们包括睾酮和及其衍生物（Madeddu and Mantovani 2009）。已经在那些患有多种消耗障碍和疾病的患者身上，这是一个和空间机组人员非常不同的群体，进行了安全性和疗效试验。然而这些药物中的任一个或者全部，都可能被证实对那些患有和长期空间飞行相关的肌肉萎缩的健康的机组人员有效。但过去有记载使用这些种类的药物可能会给肝和肾带来严重副作用，尤其是以口服途径进行给药时，必须先在美国食品药品监督管理局进行安全性论证和进行其他地面试验，随后才能开始美国航空航天局的实验。

睾酮作为合成代谢激素

人们很早就知道睾酮可以促进较大肌肉的生长（Guyton and Hall 2006），在由癌症、其他消耗疾病、慢性类固醇疗法和衰老引起的肌肉萎缩中，它曾被用作为一种补充物（Bhasin et al. 1997；Hajjar et al. 1997；Sih et al. 1997；Snyder et al. 2000；Wang et al. 2000；Casaburi et al. 2004；Wang et al. 2004；Bhasin et al. 2006）。

为肌肉生长而使用睾酮疗法的一个问题就是，肌肉不是其影响的唯一组织。睾酮会影响睾丸、前列腺、皮肤、头发、骨骼、肌肉和大脑（Chen et al. 2005），并且在治疗年老年男性需要特别注意，尤其是使用睾酮会使患前列腺增生和癌症的风险增加。在经历较短时间的飞行后（Macho et al. 2001），在后肢悬吊动物飞行模拟中（Wimalawansa and Wimalawansa 1999）和在旋转组织培养中（Ricci et al. 2004；Ricci et al. 2008）都观测到睾酮产生量的下降，已知男性在 30 岁之后睾酮每年以 1% 的速率减少（Morley et al. 1997；Roy et al. 2002）。

睾酮似乎对老年男性（其天然的睾酮生产会衰退）和年轻男性都具有相似的影响（Bhasin et al. 1996；Bhasin et al. 2005）。当睾酮的使用不具有医学指导时，虽然已经报道了系列副作用（血浆脂质紊乱“类固醇肆虐”），但是这些情况似乎涉及的是使用远高于临床试验剂量，以增加肌肉质量和力量的情况，并且这些副作用没有在临床应用上的治疗剂量下被提及（Tricker et al. 1996）。一些研究指出对健康年轻男性补充适当剂量睾酮没有严重的副作用（Bhasin et al. 1996；Bhasin et al. 2001）。在卧床研究中使用睾酮结果显示，可以保护肌肉质量和氮平衡，但是在肌肉力量上还会有损失（Zachwieja et al. 1999）。最近对与雄性激素对肌肉影响相关分子因素的研究指出，由于组织特异性启动子序列的存在，使靶向相对特异的肌肉成为可能，因此可以避免前列腺或者其他组织潜在的问题（Li et al. 2007；Hong et al. 2008）。

新合成代谢化合物：选择性雄激素受体调节剂

最近一种新的非类固醇类的选择性雄激素受体调节剂（SARMs）的发展，增加了对肌肉组织更特异疗法的可能性——这是一种可以合成代谢并且对神经、肝脏或者肾脏的副作用更少的药物（Dalton et al. 1998；Edward et al. 1998；van Oeveren et al. 2006；Li et al. 2007；Bhasin and Jasuja 2009）。这种类型的第一代药物处在研究的不同阶段（Narayanan te al. 2008）。一种轻微修饰的睾丸分子，19- 去甲基 -4- 雄甾烯 -3-β，17-β-二醇，能够使切除睾丸的大鼠的瘦弱身体质量和骨骼矿物质密度增加，而不会影响前列腺质量（Page et al. 2008）。另一种 SARM，LGD2226，能够使大鼠的肌肉质量、骨骼矿物质密度（BMD）和骨骼力量增加，而不会对前列腺和性行为有严重影响（Miner et al. 2007）。

一些 SARMs 在阶段一的试验中，主要是对那些经受多种消耗病的患者；诺龙癸酸盐能够增加典型消耗的患者群——透析患者——瘦弱身体的质量（Johansen et al. 1999）。早期的迹象显示 SARMs 并不能像睾酮那样增加那么多肌肉质量。也可能正是因此，这些种类的药物直到第二代或第三代化合物测试完成才能被证实有效。

骨骼肌系统总结

关于使用药物减少骨骼损失的证据是第一类，这些证据来自随机的、对照的研究，但是却是基于地面的。这是一种正在进行的空间飞行研究，用来测试在长期飞行中使用二膦酸盐的效果。是否二膦酸盐（或者新一代的替代物），或者空间飞行的柠檬酸钾疗法，将空间飞行中或者空间飞行后的肾结石的风险减少到可接受水平仍是未知的。是否在空间飞行中（和空间飞行后）给予二膦酸盐，可以缓解骨骼损失并因此降低航天员的骨质疏松和骨折的风险，还是未知的。当这些新型的骨骼保护药物通过美国食品药品监督管理局的审批系统后，就应当进行这些药物的测试。

关于在航空中肌肉改变的证据被归入到第二类，这些证据来源于对照实验。是否睾酮在空间飞行中缓解了肌肉损失，并且没有造成严重的副作用仍是未知的。比较新型的具有更加特异机制的药物，可能会提供更好的保护和/或更少的副作用。当这些新型的肌肉保护药物通过美国食品药品监督管理局的审批系统后就应当进行对这些药物的测试。

第九章　多系统空间飞行影响

以前讨论的生理系统中没有一个独立于机体其他部分运转，免疫系统与生理学其他领域的整合是非常引人注意的。而且，与离开地球轨道相关联的危险之一是辐射暴露，其对多种生理系统产生影响，包括免疫系统。

免疫系统

免疫学和微生物学学科已经制备了关于免疫系统在空间飞行中面临的挑战、其功能如何被空间飞行改变的风险报告（Crucian 2009）。由于免疫系统受很多环境和生理因素的影响（见图 9.1），这个领域相当复杂。而且，已经表明免疫系统需要战胜的微生物也受空间飞行的影响（Nickerson et al. 2000；Wilson et al. 2002；Nickerson et al. 2003），似乎很多生理参数参与，但是这里仅强调有与药物使用相关的特殊主题。

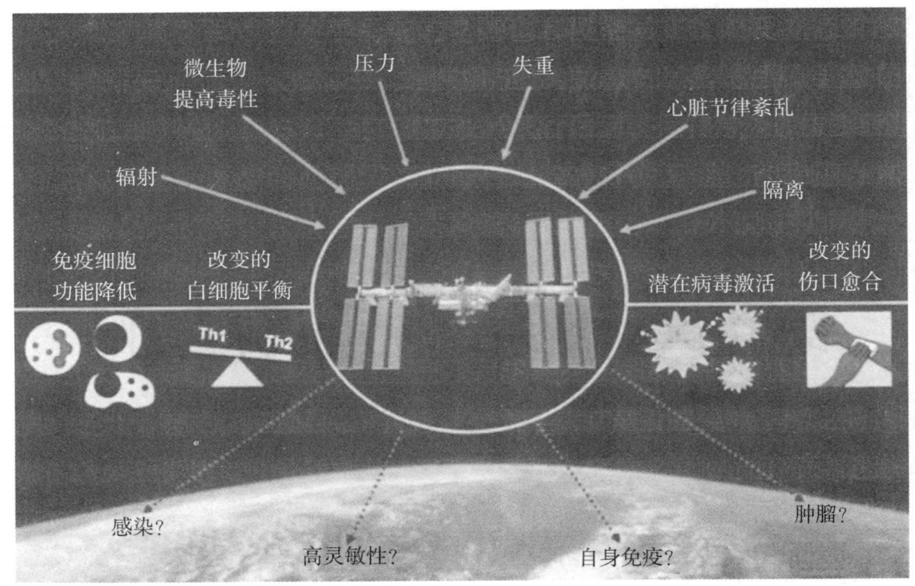

图 9.1 在失重下影响免疫系统功能的因素框图（Crucian 2009） NASA 开放资源

空间飞行证据

长期空间飞行与细胞氧化损伤有关是很清楚的（Stein and Leskiw 2000），但是这个原因还未确定。在地球大气层外多花时间会提高辐射暴露，这将会在辐射一章讨论。但是，微重力本身对产生氧化损伤起到重要作用是可能的，旋转细胞培养已经提供了证据。这种培养系统，叫作回转器或生物反应器，在持续的自由落体状态下使细胞培养悬浮，模拟在轨机体所发生的情况。已经发现在旋转培养的心肌细胞和脑细胞模型系统中，一氧化氮产生量在增加（Wang and Good 2001；Xiong et al. 2003）。

一氧化氮是个信使分子，但是当游离基形成特别多时，其在病理学中起到很重要作用。活性氮化合物参与大量氧化应激途径，经常和一氧化氮信使分子反应，形成与蛋白酪氨酸残基相作用的游离基。这些亚硝基化的蛋白或呈现出改变的功能，推测可能是由于结构的变化而导致（Greenarce and Ischiropoulos 2001）。这些过氧化产物的增加与那些暴露于辐射的相似，不管根本原因是微重力还是辐射，同样的治疗是可能有用的。

免疫系统的功能也会被空间飞行改变，诸如在免疫系统规律风险报告（Crucian 2009）。应激激素浓度在飞行后升高（图 9.2）（Pierson et al. 2005），尤其是在长期飞行后。飞行后自然杀伤性细胞、单核细胞和嗜中性粒细胞功能在降低（Crucian 2009）。整个机制还未被充分理解，虽然候选因素包括辐射暴露和除了微重力本身外的长期应激。在辐射暴露后，在氧化还原和免疫细胞功能中可以看到很多相似的变化，同样种类的药理学干预可能是有用的（见辐射讨论部分）。

发生在空间飞行中的免疫系统调控的变化可以延长至地面，导致更高的感染几率，这是很清楚的。是否感染效率比空间飞行中更高还是未知的，是否药物治疗或防护应该被考虑，但以上存在可能性。空间飞行中和飞行后潜在病毒的再激活最受关注。升高的拷贝数目已见于疱疹病毒、水痘带状疱疹病毒、巨细胞病毒和 EB 病毒（图 9.3）（Mehta et al. 2004；Pierson et al. 2005），尽管一项研究表明在飞行前的短时间内很多机组人员经历了升高的病毒散发（Payne et al. 1999）。在病毒散发后或再散发后症状是否是

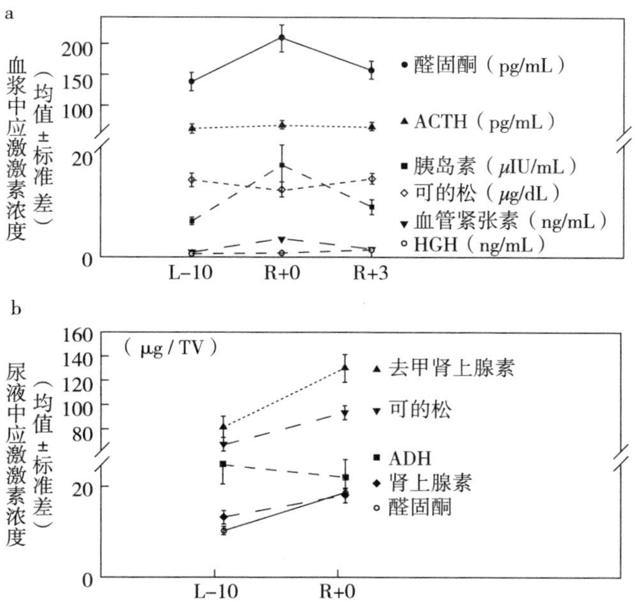

图 9.2　32 名航天员在航天飞行前后血浆（a）和尿液（b）中应激激素浓度（均值 ± 标准误差）

TV，总容积（24 小时取样）（Pierson et al. 2005）。Elsevier 许可使用

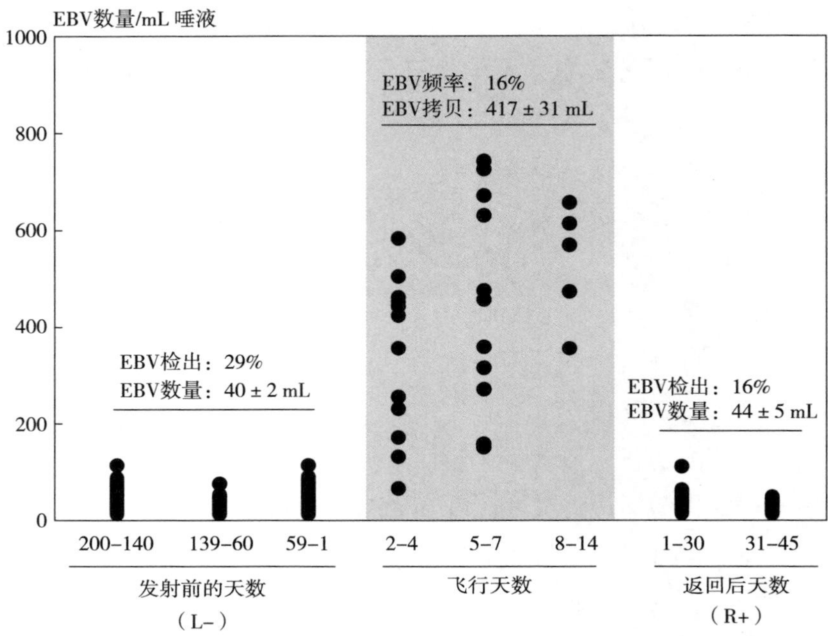

图 9.3 10 项飞行任务前、中、后 32 名航天员的每毫升唾液中 EBV 数量分布（Pierson e al. 2005） Elsevier 许可使用

可能的，或者向其他转移是否更可能，仍然是未知的，因此目前治疗方法是未知的。

微生物本身受空间飞行的改变是很清楚的（Crucian 2009），增加了任务使用的药品效果会改变的可能性。尼克尔森及其同事已经清楚表明，在低剪切力的旋转生物反应器系统中沙门氏菌毒性变化，与培养 21 天的对照组相比，进行注射处理的动物到第 11 天 100% 死亡（Nickerson et al. 2000）。这个系统被接受认为是液体细胞培养很好的空间飞行模拟物（Nickerson et al. 2003；Nickerson et al. 2004），可允许在飞行前很多实验情况的测试。尼克尔森及其同事延续他们的沙门氏菌毒性研究，采用现代分子生物学技术，鉴定了参与的基因和蛋白的变化（Wilson et al. 2002；Nickerson et al. 2003）。这个工作仍旧处于早期的状态，但是有迹象表明这些变化在空间飞行中发生了（Wilson et al. 2007），很多蛋白和基因的表达受到了影响。

基因肯定参与了RNA转运和稳定性，铁的利用、细胞流动性、跨膜转运和氧化还原稳态，但是这些变化对细胞功能意味着什么还不清楚（Wilson et al. 2008）。RNA分子的伴娘蛋白（RNA向蛋白转运的调控剂）——Hfq——在空间飞行培养中已经显示有中度降低，这是很有趣的，因为它有可能去影响很多蛋白的表达。进一步研究是需要的，不仅要准确描述空间飞行改变的基因和蛋白，而且要测定这些变化的生理功能，测定空间飞行的哪一方面也激发了这些变化、测定额外的微生物种类。

应该强调这些研究处在早期定性阶段。基因表达和微阵列结果、定量和标准化的发表标准近来被提高和加强，在本领域要求更严格的方法（Knudsen and Daston 2005；Bustin et al. 2009；Bustin 2010）。

抗生素对空间飞行改变的微生物起效吗?

用于被空间飞行改变的菌类的抗生素还未被系统测试，但是必须优先考虑用于治疗感染的在轨测试。如果参与抗生素抵抗或质粒交换基因或蛋白表达在空间飞行中被发现上调，抗生素测试将变得有更高的优先权。已经表明在空间飞行中庆大霉素的效力和地面上是一样的，虽然飞行培养经历了额外的增长（Kacena and Todd 2000）。但是，在来自一个机组人员的金黄色葡萄球菌和大肠杆菌培养中，需要更高浓度的卡那霉素、多黏菌素、红霉素、氯霉素和苯唑西林。研究的作者们也注意到飞行条件下微生物生长更快（Tixador et al. 1985）。这些研究是在空间飞行中进行的。

在检测长期空间飞行后不同微生物对抗生素状态影响的其他研究中发现，金黄色葡萄球菌对几种抗生素更加抵抗，但是他们测试的其他微生物则更加敏感（Juergensmeyer et al. 1999）。实验条件的差异很可能就是本领域结果的牵强解释。

抗生素对胃肠道菌群的影响

地面临床用的抗生素治疗可以改变GI菌群，有时使患者对不同种微生物的攻击更加脆弱（reviewed in Sullivan et al. 2001）。这已经表明肠道微生物菌群在过敏时积极参与免疫系统功能（Noverr and Huffnagle 2004）。空间飞行中抗生素诱导的菌群变化是否发生还未被直接验证。飞行诱导的免疫系统或微生物基因表达是否会导致次级感染或不适的再定殖 / 再生等额外问题，还是未知的。

多系统辐射效应

空间飞行证据

辐射学科已经制备了关于飞行中辐射暴露挑战的风险报告。他们从 2 ~ 3 年的探测任务估计平均辐射剂量是 0.5 ~ 1 Gy（Wilson et al. 1995）。

简单地讲，空间飞行的暴露与不同辐射形式的暴露增加相关联，甚至在低于临床剂量下，就会发生影响正常细胞、组织和器官功能的生理变化（Cucinotta 2008b；Huff et al. 2008；Wu et al. 2008）。直接的 DNA 损伤和继而发生的肿瘤是很明显的一个关注。即使缺乏 DNA 损伤，过氧化产物量整体的增加，包括危险的活性氧游离基，似乎在机体中发生（Lehnert and Iyer 2002；Baqai et al. 2009）。机体稳态驱动维持氧化还原平衡的活性氧自由基的增加不但是代谢链条，而且是因为它可以激发参与炎症和修复的信号通路。

与辐射暴露相关的能量可以被生物分子吸收，可以使它们处在高活性状态。某些相同的不稳定反应基团通常发现于细胞中（在电子转运链中用于产生能量，在溶酶体中保护蛋白免受微生物攻击）。因为它们是内源性产生的，细胞机制使它们失活，组织这些活性氧参与不需要的活动和损伤。但是，离子辐射可以产生比正常情况的更高浓度的活性物种，压倒细胞失活机制。

潜在辐射靶标的宽广范围（不同的蛋白涉及不同的细胞过程）提供了很多治疗可能，有些被综述在 Xiao 和 Whitnall（2009）和 Coleman 等人文章中（2004）。NIH 近年发表了一个建立对急性辐射暴露治疗的全新承诺（NIH 2010），这个项目的发现对 NASA 是有用的，即使它的目的是帮助意外或战争的受害者。目前的一个困难是决定哪一个分子靶标是在干预中最重要的。其他困难包括机体在飞行间可能碰到的辐射类型多样性，要使用很多地面模拟物去建立空间飞行辐射暴露。

另外一个混乱的因素是不同动物种类，即使同家族，在辐射损伤的受损状态或者损害修复的能力上，有很大不同（Pecaut et al.; Lindsay et al. 2007）。所有这些因素使这些相互比较研究、适当权衡结论变得很困难。

使用药物改善辐射损伤

测试对抗辐射损伤的潜在药物实验，还未以最严谨和有用的方式进行。很多利用单点药理学，其中一个药物仅用一个浓度测试，留下了一些所选剂量对于实验是无效的可能性。它可能是太高了，提高了副作用的风险。另一方面，所选测试剂量可能太低导致测量无效，会导致药物无效的不正确结论。

由于这些原因，使用单一药物浓度的实验被认为是无用的。典型的是，甚至飞行药理实验至少也要包含三个药物浓度。这将实验结果有用的结论最大化。仅用一个药物剂量或浓度的研究必须被认为是初步的。考虑到对比不同的物种和家族的问题和不同辐射类型和暴露，除了单点药理学问题外，下面的证据必须认真权衡。

几种还原试剂用作辐射诱导损伤治疗。氧自由基清除剂，α- 脂酸（Bilska and Wlodek 2005），在不同情况下进行了测试。小鼠（雄性 C3H，8 周龄）暴露于 X 射线（4 或 6 Gy/min，0.55 Gy/min），测定不同的活性氧。单浓度的 α- 脂酸可以减少辐射诱导的变化（Manda et al. 2007）。在同一实验室的另外一个研究中，小鼠（雄性 C57BL，8 周龄）暴露于高 1.5 Gy LET^{56}Fe，在对照组和给予了 200 mg/kg 的 α- 脂酸的动物（图 9.4）中进行行为学、细胞学和组织形态学分析。它们显示了辐射对学习行为、脑细胞形态和几个生化测定效果的影响（Manda et al. 2008b）。另外一个天然产物，β- 胡萝卜素，被认为是可潜在的抗氧剂，已经被用作辐射保护剂。小鼠（Swiss albino，6 ~ 8 周龄）暴露于 5 Gy 的 γ 射线，升高了脂质过氧化标志物和谷胱甘肽含量。口服两周的 30 mg/kg β- 胡萝卜素能大量阻止这些升高（Manda and Bhatia 2003）。

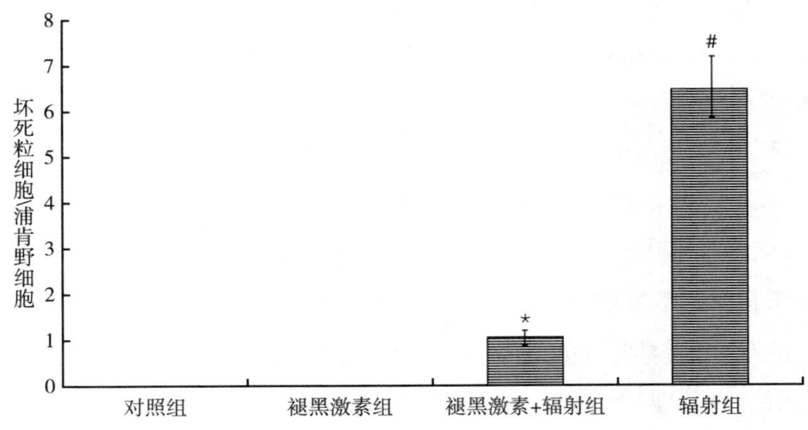

图 9.4　用褪黑激素处理和未处理的辐射诱导的粒细胞死亡

Y 误差表示 SEM（Manda et al. 2008a）。Wiley 许可使用

高能量中子暴露（1 GeV/n 铁离子束 40 ~ 200 Gy/min）被用于诱导小鼠（CBA 家族，雄性，8 周龄）氧化损伤。两种治疗，每一个都是单剂量，给药后发现血清总氧化能力：L- 半胱氨酸（一个潜在还原试剂）和一个抗氧化混合物含有 L- 半胱氨酸，抗坏血酸，N- 乙酰 -L- 半胱氨酸，α- 脂酸，维生素 E 和辅酶 Q10（Kennedy et al. 2007）。游离基清除剂也显示了降低暴露于 6 Gy 的 X 射线的损伤（Murley et al. 2006）。

几个天然产生的激素，已经被研究用作对抗辐射损伤的可能治疗剂。褪黑激素，作为所谓潜在的睡眠辅助已经在第五章讨论过，它的化学性质是个天然抗氧化剂（Reiter et al. 2005；Tan et al. 2007）。饥饿激素是第一个提出的生长激素调节剂，参与进食，也似乎参与免疫系统和炎症的调节（Wang et al. 2002；Kojima and Kangawa 2005；Taub 2008）。不同的甾体激素相似地影响免疫系统的活性（Whitnall et al. 2005）。

已经证明 5- 雄甾烯家族甾体激素成员可提高小鼠对 γ 辐射暴露的存活率，它可能是通过刺激免疫系统来实现的（Whitnall et al. 2001；Whitnall et al. 2005），在 5- 雄甾烯二醇处理的暴露于 6 Gy^{60}Co 的猴子中，存活率中有相似的改善（Stickney et al. 2007）。天然的和合成的不同激素对 γ 辐射小鼠效果的研究结果表明，雄激素或雌激素受体都与存活率的改善无关

（Whitnall et al. 2005）。一项关于暴露于5 Gy的^{137}Cs大鼠（SD大鼠，雄性，300 g）且给予脓毒性挑战的研究显示，饥饿激素（30 nmol 给予超过 3 天）显著改善生存率和很多生化变量（Shah et al. 2009）。褪黑激素（10 mg/kg）显示减轻 X 辐射（6 Gy）诱导的小鼠（C57BL，雄性，8 周龄）神经元丢失（Manda et al. 2009）。被2 Gy ^{56}Fe辐射的小鼠服用10 mg/kg褪黑激素后，显示在中枢粒细胞中坏死显著减少，如图 9.4 中显示（Manda et al. 2008a）。褪黑激素（0.1 mg/kg）也提高了 γ 辐射后的小鼠（Swiss albino，雄性，8 周龄）存活率（Bhitia and Manda 2004）。

一个褪黑激素代谢物也已经显示能提高经过辐射处理后的脑细胞存活率（Manda et al. 2008a）。褪黑激素已经显示显著改善辐射损伤的脂质膜的流动性（Korbownik and Reiter 2000）。染料木素，从大豆来的植物雌激素，与对照组相比，在 160 mg/kg 改善暴露于 6 Gy 的 γ 辐射小鼠的存活率（Zhou and Mi 2005），在 25 ~ 400 mg/kg 剂量可提高暴露于 9.5 Gy 的 γ 辐射小鼠的存活率（Landauer et al. 2003）。第二个研究不仅包括剂量依赖的数据，也显示这些染料木素剂量被非辐射的对照动物很好地耐受（Landauer et al. 2003）。

改善或防止辐射损伤大部分治疗，来源于传统医药、营养增补剂、植物提取物等，不属于美国食品药品监督管理局调控药品的范畴。它们还未通过安全性和有效性测试，不存在每个剂量中活性成分含量的标准。文献中曾报道过一些有趣的治疗结果，在大多数情况下，活性成分（可能是活性成分的鉴别）的效力和剂量是未知的。

银杏是这其中的一个，已经表明其具有抗氧化和游离基清除活性。它在 800 cGy 辐射的大鼠中被测试作为保护剂，被发现能显著改善几个参与组织损伤、炎症和肝功能分子的含量（图 9.5 和表 9.1）（Sener et al. 2006）。但遗憾的是这份报告未提供所用到的银杏提取物的细节。亚麻籽油也用于相似的实验，它能显著改善暴露于 5 Gy 小鼠的存活率和生化变量，包括天冬氨酸氨基酸转移酶和丙氨酸氨基转移酶（Bhatia et al. 2007）。迷迭香提取物也显示在 γ 辐射的小鼠体内改善脂质过氧化和谷胱甘肽浓度（Soyal et al. 2007）。

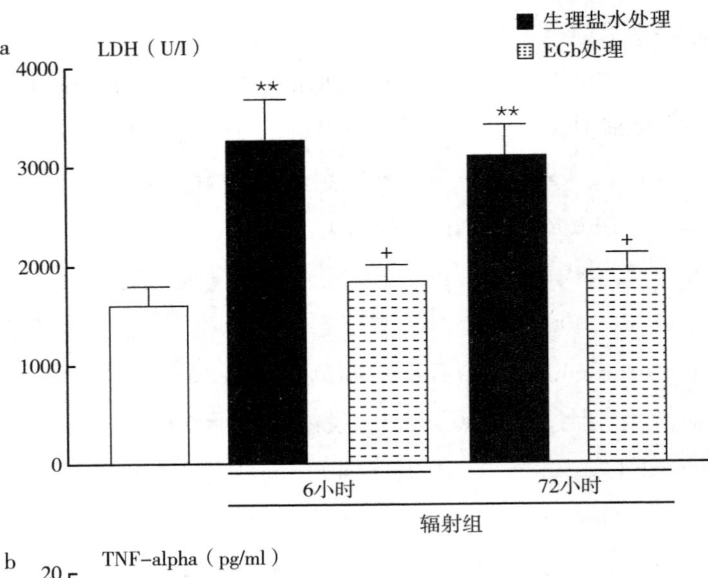

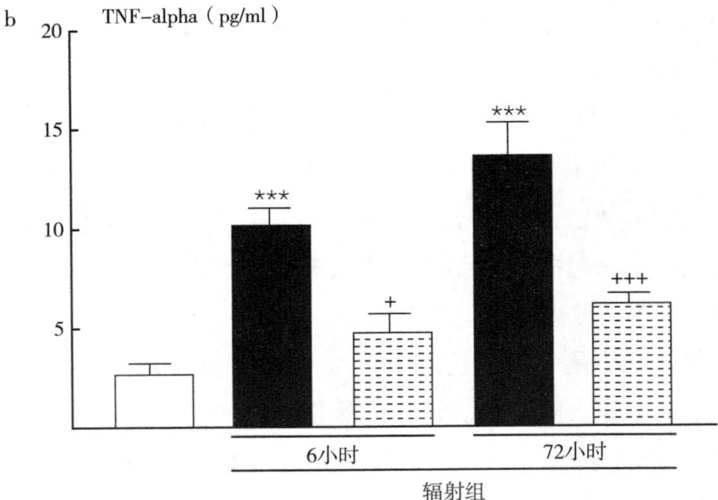

图 9.5 在 800 cGy 剂量辐射后 6 小时或 72 小时，对照组、溶剂组、银杏提取物组（EGb）处理大鼠中的乙酸脱氢酶（LDH）（上）和 TNF- α 浓度（Sener et al. 2006）。Elsevier 许可使用

表9.1　在800 cGy剂量辐射后6小时或72小时，对照组、溶剂组或银杏提取物组(EGb)处理大鼠的谷草转氨酶（AST）、谷丙转氨酶（ALT）、血中尿氮（BUN）、肌酸和乙醇脱氢酶（LDH）浓度（Sener et al. 2006）Elsevier 许可使用

	对照组	辐照组			
		6 小时		72 小时	
		生理盐水处理	EGb 处理	生理盐水处理	EGb 处理
ALT（U/L）	108 ± 8.9	203 ± 18.3*	113 ± 18.1	235 ± 30.3**	117 ± 16.2⁺
AST（U/L）	233 ± 29.2	282 ± 24.1	237 ± 26.8	389 ± 46.8*	252 ± 12.5⁺⁺
BUN（U/L）	34.4 ± 1.7	37.2 ± 2.7	36.2 ± 1.6	60.2 ± 5.3***	36.4 ± 2.6⁺⁺⁺
肌酸（U/L）	0.5 ± 0.02	0.54 ± 0.02	0.58 ± 0.05	0.46 ± 0.03	0.43 ± 0.06

每组包括 6 只大鼠

与对照组比较，*$p<0.05$；**$p<0.01$；***$p<0.001$

与生理盐水处理的辐照组相比，⁺$p<0.05$；⁺⁺$p<0.01$；⁺⁺⁺$p<0.01$

对储存药物的辐射损害

另一个关注是辐射对药品中活性和非活性成分的影响。非活性成分有时被认为是次要的，但是它们被选来允许特定的释放时间曲线或特定的溶解度曲线，二者对活性成分最终的生物利用度是极为重要的。这在使用 ^{60}Co 或 137 Cs 源，25k Gy 的 γ 辐射用作抗菌中被研究（估计是飞行经历的强度的好几倍）。两个不同的赋形剂中地尔硫卓快速的溶出和释放，已经在地面测试中阐明（图 9.6 和图 9.7）（Maggi et al. 2003）。已经表明聚乙烯氧化赋形剂对辐射非常敏感，因而发生的损坏导致溶出减少和释放

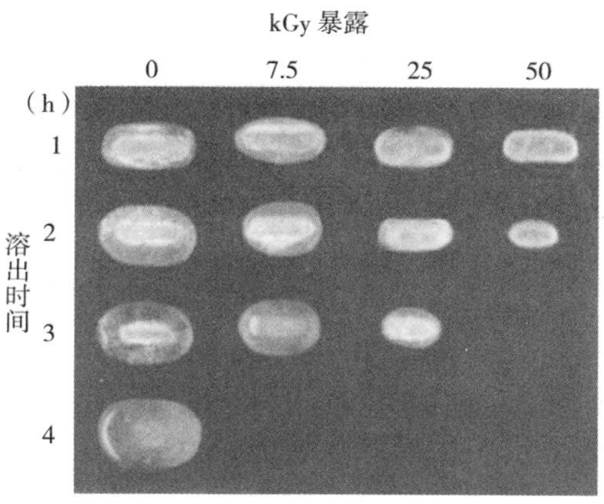

图 9.6　片剂在溶出测试中的图片（Maggi et al. 2003） Wiley 许可使用

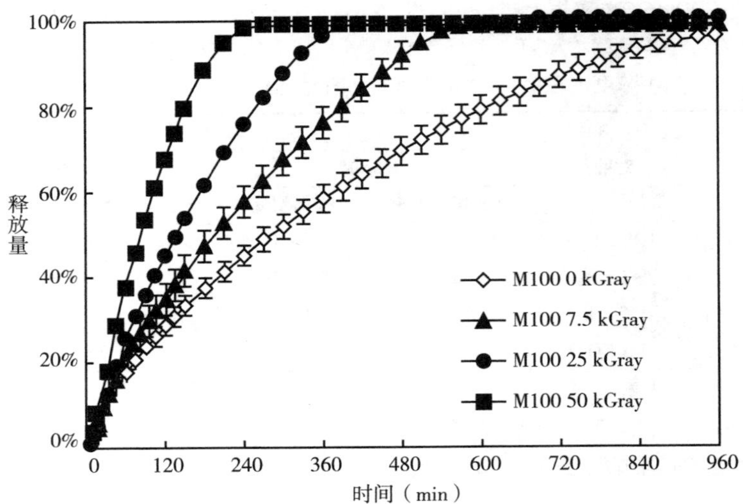

图 9.7 特定辐射暴露后活性成分随时间的释放（Maggi et al. 2003）Wiley 许可使用

控制（Maggi et al. 2004）。如果空间飞行辐射环境引起活性化合物释放相似的变化，这将在药物选择中值得考虑。而且，已经表明在头孢菌素抗生素中，辐射灭菌可提高活性成分立体异构体的比例（Crucq and Tilquin 1996；Barbarin et al. 2001）。这个效果的最终治疗效用还是未知的。一项早期研究表明，辐射产生的降解产物和那些抗生素在干热下老化时产生的产物一致（Tsuji et al. 1983），但这个结果是否对其他类别药物是一样的仍然未知。

一个最近的预实验评价了来自于飞行期为 2.5 年的 ISS 医疗盒中 30 个药品的稳定性。在轨环境监测表明温度和温度是相对稳定的，在正常的变化范围内，在所评价的药物中所见的变化，原因主要来自辐射。整体上，测试的药物符合美国药典的要求直到接近标记的过期时间。有 6 个早于过期时间降解的例外：抗生素奥格门汀、盐酸左氧氟沙星、甲氧苄啶和磺胺甲恶唑、利尿药呋塞米、合成激素左旋甲状腺素。

在这项研究中，每个药物仅有一个样本被分析，因而不可能评价这些初步结果的意义，但是它们确实表明至少飞行医疗盒中的某些药物（像最近装载的那样）值得进一步注意。而且，每个样本仅有每个活性成分的含量被测定，没有检测降解产物的存在。在大多数情况下，但是，美国航空航天局的做法是从厂家的包装中除去药物转载在 ISS 上；这样做是为了节省质量和体积，但是引入了可能的混淆因素。在这个基础研究中看到的效果，可能是由于差的储存条件引起的，可能和空间飞行环境和辐射暴露关系不大（Du et al. 2011）。

多系统空间飞行所产生的影响

在飞行期间的免疫系统响应的证据属于分类Ⅱ的内容（对照），从细胞培养来的属于分类Ⅰ（对照和随机的）。应该优先考虑测试空间飞行中发生改变的微生物。将建立简单的研究指导，如果我们目前的药品是充足的，或者它们需要被重新考虑。无效抗生素治疗感染可导致效率降低或失去生命。另外，抗生素治疗会导致复合肠道菌群的改变，允许异常的微生物生长。上述用于人类生理学引用的证据属于分类Ⅱ和Ⅲ的内容，动物研究属于分类Ⅰ（但是缺乏剂量响应数据）。关于辐射后药物的稳定性属于分类Ⅰ的内容，但是更多药品还未被在更多的辐射暴露情境中测试。其他稳定性研究用于指导在预实验中的 6 个药物。地基研究应考虑再包装效果的影响。

第十章　结论：长期探测的特殊挑战

随着飞行器频繁访问 ISS，储存新鲜的供给，包括药物，成为常规性的工作。在航天飞机的末端，美国航空航天局现在处于转运模式。但是在真正探测的兴趣中，应该考虑未来更长期的任务。这些任务或持续 3 年，再供给是不可能的。我们利用这个机会提前设想这些不同的任务将要求什么。

目前用于长期空间飞行的药物测试

空间飞行任务有特殊的医疗需求，随着任务时间延长要求也在增加。美国食品药品监督管理局不会设计药物测试和许可过程，来强调与延长储存或者暴露在空间飞行的条件下相关问题，这意味着需要额外的测试，确保长期飞行任务的安全性和有效性符合美国航空航天局要求。一个综合的药物测试计划对于任务准备是必需的，一个结合了研究的计划对于回答空间飞行独特的问题是必需的。

在计划未来任务时，必须强调在地面药物许可系统中未被检测的这一因素。任务时间影响药物自身，也影响机组人员的生理状态，需要在两个领域中进一步研究来填补知识空白。更长的任务时间要求更加关注储存时间、储存条件和用于延长药物时间的包装。

机组人员执行的特定任务要求相对安全的飞行舱，比如车载活动等（EVA 或太空行走）。用于保护机组人员避免太空严酷环境的不可穿透的航天服设计、水、食物和药物服用都有严格的限制。虽然一些 EVAs 设计持续 8 小时或更久，有些航天服设计可以接近水、某些紧急药物，这或许要求研发新的制剂和剂型。

长期空间飞行的特殊医疗需要

几个与空间相关的生理改变随时间变化而增加（例如骨丢失），需要关于长期任务时间对生理变化的更多信息，来保证在长期任务中充分的关注。但是时间不仅仅是一个新的考虑；为了进行探测，任务必须不得不离开地球磁场的相对保护，因而会暴露于增加的辐射。辐射暴露水平会显著提高，直到机组人员在低地球轨道，这适用于机组人员和储存药品。长期飞行计划应该包括考虑向药盒中加入新药物的机制，准备用于更长期飞行中发生的慢性和急性情况，准备用于在任何长期行程中能被预见的其他医疗事件。

包装和保存期限

目前药学工业实践是提供包装好的产品，在普通室内储存条件下，能充分保护药品免于光、热、湿度和氧至少 1 年的时间（如果可能的话）。地面上，药物供应和需求相结合被认为是非常实际的，因此长期储存的稳定性不是显著的问题。

制药公司实施的长期稳定性测试，属公司的所有权，是不发表的。延长的保存期限研究是美国食品药品监督管理局和国防部实施的，但是他们选择适于军队或公共突发事件的药物，不包括很多空间飞行中必需的药物。这项研究的合作是很有用的，但是不能提供所有感兴趣药物的信息，不包括 NASA 用来减少重量、体积和废物的再包装系统中的任何储存信息。为了知道飞行试剂盒中化学成分的确切保存期限，美国航空航天局将很快开始这些研究。他们将测定活性成分的浓度和制剂生物利用度随时间的变化。这些稳定性研究中的关键是检测毒性降解。能随时间显著降解的药物，或谁的降解产物是有毒的，将不会被推荐包含在飞行药盒中。这样研究的结果可能意味着在任务中的储存条件需要改变。

目前，美国航空航天局将很多药物包装成操作上很方便（质量轻、小体积、无包装废物），但是还不知道这种再包装如何影响储存药物的保存期限。在长期任务开始前，这项测试必须完成，这样如果需要的话，储存条件可以被改善。由于针对辐射和其他环境因素的屏蔽在更长期的任务中或许不需要，建议加入屏蔽水平的包装系统测试。对考虑纳入飞行药盒的药物稳定性、生物利用度和毒性代谢产物的测试，能给包装系统提供推荐。

很清楚，在充分理解飞行期间对药物影响之前，药物在长期空间飞行中对将要发生的做出预测，还有许多工作需要做。几十年来已经知道很多生理系统由于空间飞行环境发生了改变（一些极为显著），虽然大部分情况下，细节和机制还未被充分测定。由于这些生理系统是作用于机体的治疗基础，它们经历的任何变化会导致改变的药物效率。这形成了每一个服用药物的分子机制，目前我们的知识基于来自于极少个体的个案报告和一些道听途说的证据，对于依据于任务长度的生理改变的额外信息是需要的。骨丢失、肌肉萎缩和辐射暴露效果，似乎都随任务时间而增加，但是是否它们在延长的任务中，以恒定速率继续改变，或者这些效应会随着时间减弱，或者自我平衡机制使机体恢复正常，都是未知的。对于其他系统，比如免疫系统，是否生理学改变稳定为新的“空间正常态”，或是否继续随时间增加，还是未知的。

所有这些生理中的未知，影响我们预测服用的药物是否有效或安全。另外，为了准备更长范围的探测任务，需要完成延长的药物储存测试。包装材料和方法的变化要求更好地长期保存药物。为了最好地保护和治疗机组人员并开展相应地治疗，应做多种探索性任务，还有很多必须回答的药理学问题。

缩 略 词

ACTH 促肾上腺皮质激素
ADH 抗利尿激素
ADHD 注意力缺陷多动障碍
ADME 吸收分布代谢排泄
ANP 心钠素
ATP 三磷酸腺苷
AVP 抗利尿激素
AUC 药时曲线下面积
BHP 行为健康计划
BMD 骨密度
cAMP 环磷酸腺苷
CNS 中枢神经系统
CTZ 化学感受器触发区
CV 心血管的
CYP 细胞色素酶

Cyt P450	细胞色素 P450 酶
D	天
D1	多巴胺 1 型受体
D2	多巴胺 2 型受体
DA	多巴胺
DIGE	荧光差异凝胶电泳
DNA	脱氧核糖核酸
DUI	酒后驾车
EEG	脑电图
EVA	舱外活动
FDA	美国食品药品监督管理局
G	重力
GABA	γ- 氨基丁酸
$GABA_AR$	γ- 氨基丁酸 A 型受体
GI	胃肠的
GR	一种神经激肽拮抗剂
^3H	氚
H1	组胺 Ⅰ 型受体
HDT	头低位倾斜
$5HT_3$	5- 羟色胺受体
IM	肌肉内的
IN	鼻内的
ISS	国际空间站
IV	静脉内的
kg	千克
L	公升
L-758，298	一种神经激肽拮抗剂
LGD 2226	一种选择性雄激素调节剂
mg	毫克

mRNA	信使核糖核酸
n	实验中的生物样本数
NE	去甲肾上腺素
NK	神经激肽
OH	直立性低血压
OI	直立耐受不能
PD	药效学
pH	酸碱度
PK	药物代谢动力学
POI	飞行后直立耐受不能
PVT	精神运动警觉试验
PO	口服给药
PR	直肠给药
QT	在心脏的电周期的 Q 波的开始和 T 波结束之间的时间
RANK	受体激活核因子 κB
RANKL	受体激活核因子 κB 配体
REM	快速眼动睡眠
RNA	核糖核酸
SARM	选择性雄激素受体调节剂
SMS	空间运动病
SPARC	编码骨粘连蛋白的基因
STS	太空运输系统
TD	经皮给药
UPA	尿液流程组合
VO_2 max	最大耗氧量

参考文献

S. Abraham, C.Y. Lin et al., Studies of specific hepatic enzymes involved in the conversion of carbohydrates to lipids in rats exposed to prolonged spaceflight aboard Cosmos 1129. Physiologist **23** (Suppl 6), S55–S58 (1980)

W.R. Adey, Studies on weightlessness in a primate in the Biosatellite 3 experiment. Life Sci. Space Res. **10**, 67–85 (1972)

R. Agarwal, Regulation of circadian blood pressure: from mice to astronauts. Curr. Opin. Nephrol. Hypertens. **19** (1), 51–58 (2010)

A.F.H.R.A. Quality. Medical Expenditure Panel Survey, 2010, from http://www.ahrq.gov/data/mepsix.htm. (2009)

Z. Allebban, L.A. Gibson et al., Effects of spaceflight on rat erythroid parameters. J. Appl. Physiol. **81**(1), 117–122 (1996)

B. Ameer, M. Divoll et al., Absolute and relative bioavailability of oral acetaminophen preparations. J. Pharm. Sci. **72**(8), 955–958 (1983)

P.L. Andrews, F. Okada et al., The emetic and anti–emetic effects of the capsaicin analogue resinifera–toxin in Suncus murinus, the house musk shrew. Br. J. Pharmacol. **130** (6), 1247–1254 (2000)

R.H. Anken, R. Hilbig, A drop–tower experiment to determine the threshold of gravity for inducing motion sickness in fish. Adv. Space Res. **34** (7), 1592–1597 (2004)

J. Arendt, M. Aldhous et al., Alleviation of jet lag by melatonin: preliminary results of controlled double blind trial. Br. Med. J. (Clin. Res. Ed.) **292** (6529), 1170 (1986)

J. Arendt, V. Marks, Jet lag and melatonin. Lancet **2** (8508), 698–699 (1986)

J.P. Bagian, D.F. Ward, A retrospective study of promethazine and its failure to produce the expected incidence of sedation during space flight. J. Clin. Pharmacol. **34** (6), 649–651 (1994)

Y.D. Bai, F.S. Yang et al., Inhibition of RANK/RANKL signal transduction pathway: a promising approach for osteoporosis treatment. Med. Hypotheses **71** (2), 256–258 (2008)

E. Balaban, C. Centini et al., Tonic gravity changes alter gene expression in the efferent vestibular nucleus. Neuroreport **13** (1), 187–190 (2002)

S. Banks, D.F. Dinges, Behavioral and physiological consequences of sleep restriction. J. Clin. Sleep Med. **3** (5), 519–528 (2007)

G.R. Banta, W.C. Ridley et al., Aerobic fitness and susceptibility to motion sickness. Aviat. Space Environ. Med. **58** (2), 105–108 (1987)

F.P. Baqai, D.S. Gridley et al., Effects of spaceflight on innate immune function and antioxidant gene expression. J. Appl. Physiol. **106** (6), 1935–1942 (2009)

N. Barbarin, B. Tilquin et al., Radiosterilization of cefotaxime: investigation of potential degradation compounds by liquid chromatography–electrospray mass spectrometry. J. Chromatogr. A **929** (1–2), 51–61 (2001)

M. Basner, J. Rubinstein et al., Effects of night work, sleep loss and time on task on simulated threat detection performance. Sleep **31** (9), 1251–1259 (2008)

M.A. Bayorh, R.R. Socci et al., L–NAME, a nitric oxide synthase inhibitor, as a potential counter–measure to post–suspension hypotension in rats. Clin. Exp. Hypertens. **23** (8), 611–622 (2001)

M. Beaumont, D. Batejat et al., Zaleplon and zolpidem objectively alleviate sleep disturbances in mountaineers at a 3,613 meter altitude. Sleep **30** (11), 1527–1533 (2007)

P.M. Becker, M. Sattar, Treatment of sleep dysfunction and psychiatric disorders. Curr. Treat. Options Neurol. **11** (5), 349–357 (2009)

Z. Ben–Zvi, E. Gussarsky et al., The bioavailability of febantel in dehydrated camels. J. Vet. Pharmacol. Ther. **19** (4), 288–294 (1996)

I. Berlin, D. Warot et al., Comparison of the effects of zolpidem and triazolam on memory functions, psychomotor performances, and postural sway in healthy subjects. J. Clin. Psychopharmacol. **13** (2), 100–106 (1993)

A.T. Bernardini, M. Taub, Effects of reduced pressure and drug administration on the glucose tolerance test in the dog. Aerosp. Med. **40** (4), 409–412 (1969)

R. Berne, M. Levy, *Physiology* (Mosby, St. Louis, 1988)

S. Bhasin, O.M. Calof et al., Drug insight: testosterone and selective androgen receptor modulators as anabolic therapies for chronic illness and aging. Nat. Clin. Pract. Endocrinol. Metab. **2** (3), 146–159 (2006)

S. Bhasin, R. Jasuja, Selective androgen receptor modulators as function promoting therapies. Curr. Opin. Clin. Nutr. Metab. Carc **12** (3), 232–240 (2009)

S. Bhasin, T.W. Storer et al., The effects of supraphysiologic doses of testosterone on muscle size and strength in normal men. N. Engl. J. Med. **335** (1), 1–7 (1996)

S. Bhasin, T.W. Storer et al., Testosterone replacement increases fat–free mass and muscle size in hypogonadal men. J. Clin. Endocrinol. Metab. **82** (2), 407–413 (1997)

S. Bhasin, L. Woodhouse et al., Testosterone dose–response relationships in healthy young men. Am. J. Physiol. Endocrinol. Metab. **281** (6), E1172–E1181 (2001)

S. Bhasin, L. Woodhouse et al., Older men are as responsive as young men to the anabolic effects of graded doses of testosterone on the skeletal muscle. J. Clin. Endocrinol. Metab. **90** (2), 678–688 (2005)

A.L. Bhatia, K. Manda, Study on pretreatment of melatonin against radiation–induced oxidative stress in mice. Environ. Toxicol. Pharmacol. **18**, 13–20 (2004)

A.L. Bhatia, A. Sharma et al., Prophylactic effect of flaxseed oil against radiation–induced hepato–toxicity in mice. Phytother. Res. **21** (9), 852–859 (2007)

A. Bilska, L. Wlodek, Lipoic acid–the drug of the future? Pharmacol. Rep. **57** (5), 570–577 (2005)

D.M. Black, D.E. Thompson et al., Fracture risk reduction with alendronate in women with osteoporosis: the Fracture Intervention Trial. FIT Research Group. J. Clin. Endocrinol. Metab. **85** (11), 4118–4124 (2000)

W. Bles, B. de Graaf et al., A sustained hyper–g load as a tool to simulate space sickness. J. Gravit. Physiol. **4** (2), P1–P4 (1997)

M.H. Bonnet, T.J. Balkin et al., The use of stimulants to modify performance during sleep loss: a review by the sleep deprivation and Stimulant Task Force of the American Academy of Sleep Medicine. Sleep **28** (9), 1163–1187 (2005)

H.L. Borison, A 1983 neuropharmacologic perspective of space sickness. Brain Behav. Evol. **23** (1–2), 7–13 (1983)

J.E. Bos, W. Bles et al., Eye movements to yaw, pitch, and roll about vertical and horizontal axes: adaptation and motion sickness. Aviat. Space Environ. Med. **73** (5), 436–444 (2002)

D.D.A. Bourne (2001), http://www.boomer.org/c/p1/Ch18/Ch1802.html

J.L. Boyd, B. Du et al., Relative bioavailability of scopolamine dosage forms and interaction with dextroamphetamine. J. Gravit. Physiol. **14** (1), P107–P108 (2007)

A. Boyum, P. Wiik et al., The effect of strenuous exercise, calorie deficiency and sleep deprivation on white blood cells, plasma immunoglobulins and cytokines. Scand. J. Immunol. **43** (2), 228–235 (1996)

K.T. Brixen, P.M. Christensen et al., Teriparatide (biosynthetic human parathyroid hormone 1–34): a new paradigm in the treatment of osteoporosis. Basic Clin. Pharmacol. Toxicol. **94** (6), 260–270 (2004)

J. Broskey, M.K. Sharp, Evaluation of mechanisms of postflight orthostatic intolerance with a simple cardiovascular system model. Ann. Biomed. Eng. **35** (10), 1800–1811 (2007)

T.E. Brown, D.L. Eckberg, Promethazine affects autonomic cardiovascular mechanisms minimally. J. Pharmacol. Exp. Ther. **282** (2), 839–844 (1997)

L.J. Brunner, S. Bai et al., Effect of simulated weightlessness on phase II drug metabolism in the rat. Aviat. Space Environ. Med. **71** (9), 899–903 (2000)

L.J. Brunner, J.T. DiPiro et al., Antipyrine pharmacokinetics in the tail–suspended rat model. J. Pharmacol. Exp. Ther. **274** (1), 345–352 (1995)

J.C. Buckey, *Space Physiology* (Oxford, New York, 2006)

J.C. Buckey, D. Alvarenga et al., Chlorpheniramine for motion sickness. J. Vestib. Res. **14** (1), 53–61 (2004)

J.C. Buckey Jr., L.D. Lane et al., Orthostatic intolerance after spaceflight. J. Appl. Physiol. **81** (1), 7–18 (1996)

M.W. Bungo, J.B. Charles et al., Cardiovascular deconditioning during space flight and the use of saline as a countermeasure to orthostatic intolerance. Aviat. Space Environ. Med. **56** (10), 985–990 (1985)

S.A. Bustin, Why the need for qPCR publication guidelines? –The case for MIQE. Methods **50** (4), 217–226 (2010)

S.A. Bustin, V. Benes et al., The MIQE guidelines: minimum information for publication of quantitative real–time PCR experiments. Clin. Chem. **55** (4), 611–622 (2009)

J.A. Caldwell, N.K. Smythe et al., Efficacy of Dexedrine for maintaining aviator performance during 64 hours of sustained wakefulness: a simulator study. Aviat. Space Environ. Med. **71** (1), 7–18 (2000)

C. Carcenac, S. Herbute et al., Hindlimb–suspension and spaceflight both alter cGMP levels in rat choroid plexus. J. Gravit. Physiol. **6** (2), 17–24 (1999)

R. Casaburi, S. Bhasin et al., Effects of testosterone and resistance training in men with chronic obstructive pulmonary disease. Am. J. Respir. Crit. Care Med. **170** (8), 870–878 (2004)

P.R. Cavanagh, A.A. Licata et al., Exercise and pharmacological countermeasures for bone loss during long-duration space flight. Gravit. Space Biol. Bull. **18** (2), 39–58 (2005)

J.B. Charles, M.W. Bungo, Cardiovascular physiology in space flight. Exp. Gerontol. **26** (2–3), 163–168 (1991)

J. Chen, J. Kim et al., Discovery and therapeutic promise of selective androgen receptor modulators. Mol. Interv. **5** (3), 173–188 (2005)

M.M. Chi, R. Choksi et al., Effects of microgravity and tail suspension on enzymes of individual soleus and tibialis anterior fibers. J. Appl. Physiol. **73** (2 Suppl), 66S–73S (1992)

K. Cho, A. Ennaceur et al., Chronic jet lag produces cognitive deficits. J. Neurosci. **20** (6), RC66

M.M. Cho, N.P. Ziats et al., Effects of estrogen on tight junctional resistance in cultured human umbilical vein endothelial cells. J. Soc. Gynecol. Investig. **5** (5), 260–270 (1998)

P. Chowdhury, M.E. Soulsby et al., Distribution of 3H–nicotine in rat tissues under the influence of simulated microgravity. Biomed. Environ. Sci. **12** (2), 103–109 (1999)

P. Chowdhury, M. Soulsby, et al., L–carnitine influence on oxidative stress induced by hind limb unloading in adult rats. Aviat. Space Environ. Med. **78** (6), 554–556 (2007)

N.M. Cintron, H.W. Lane et al., Metabolic consequences of fluid shifts induced by microgravity. Physiologist **33** (1 Suppl), S16–S19 (1990)

N.M. Cintron, L. Putcha, et al., In–flight salivary pharmacokinetics of scopalamine and dextram–phetamine. NASA Technical Memorandum 58280, Houston, NASA, 1987b, pp. 25–29

N.M. Cintron, L. Putcha, et al., In–flight pharmacokinetics of acetaminophen in saliva. NASA Technical Memorandum 58280, Houston, NASA, 1987a, pp. 19–23

G. Clement, *Fundamentals of Space Medicine* (Microcosm and Kluwer, El Segundo, CA, 2003)

J.A. Clements, R.C. Heading et al., Kinetics of acetaminophen absorption and gastric emptying in man. Clin. Pharmacol, Ther. **24** (4), 420–431 (1978)

S.P. Clissold, R.C. Heel, Transdermal hyoscine (Scopolamine). A preliminary review of its phar–macodynamic properties and therapeutic efficacy. Drugs **29** (3), 189–207 (1985)

B. Cohen, M. Dai et al., Baclofen, motion sickness susceptibility and the neural basis for velocity storage. Prog. Brain Res. **171**, 543–553 (2008)

C.N. Coleman, H.B. Stone et al., Medicine. Modulation of radiation injury. Science **304** (5671), 693–694 (2004)

P.J. Coleman, J.J. Renger, Orexin receptor antagonists: a review of promising compounds patented since 2006. Expert Opin. Ther. Pat. **20** (3), 307–324 (2010)

G.A. Conder, H.S. Sedlacek et al., Efficacy and safety of maropitant, a selective neurokinin 1 receptor antagonist, in two randomized clinical trials for prevention of vomiting due to motion sickness in dogs. J. Vet. Pharmacol. Ther. **31** (6), 528–532 (2008)

J. Connolly, J. Boulter et al., Alpha 4–2 beta 2 and other nicotinic acetylcholine receptor subtypes as targets of psychoactive and addictive drugs. Br. J. Pharmacol. **105** (3), 657–666 (1992)

V.A. Convertino, D.A. Ludwig et al., Effects of exposure to simulated microgravity on neuronal catecholamine release and blood pressure responses to norepinephrine and angiotensin. Clin. Auton. Res. **8** (2), 101–110 (1998)

P. Cowings, C. Stout, et al., The effects of promethazine on human performance, mood states and motion sickness tolerance. NASA Technical Memorandum 110420, (1996)

P.S. Cowings, W.B. Toscano, Autogenic–feedback training exercise is superior to promethazine for control of motion sickness symptoms. J. Clin. Pharmacol. **40** (10), 1154–1165 (2000)

P.S. Cowings, W.B. Toscano et al., Promethazine as a motion sickness treatment: impact on human performance and mood states. Aviat. Space Environ. Med. **71** (10), 1013–1022 (2000)

J.A. Cramer, R.H, Mattson et al., How often is medication taken as prescribed? A novel assessment technique. JAMA **261** (22), 3273–3277 (1989)

G.H. Crampton, J.B. Lucot, A stimulator for laboratory studies of motion sickness in cats. Aviat. Space Environ. Med. **56** (5), 462–465 (1985)

A. Crema, G.M. Frigo et al., A pharmacological analysis of the peristaltic reflex in the isolated colon of the guinea–pig or cat. Br. J. Pharmacol. **39** (2), 334–345 (1970)

B. Crucian, *Risk of Crew Adverce Health Event Due to Altered Immune Response* (NASA, Houston TX, HHC, 2009)

A.S. Crucq, B. Tilquin, Method to identify products induced by radiosterilization. A study of cefotaxime sodium. J. Pharm. Belg. **51** (6), 285–288 (1996)

F.A. Cucinotta, M. Durante, *Risk of Radiation Carcinogenesis* (NASA, Houston TX, HHC, 2008a)

F.A. Cucinotta, H. Wang, et al., *Risk of Acute or Late Central Nervous System Effects from Radiation Exposure* (NASA, Houston TX, HHC, 2008b)

S.R. Cummings, D.M. Black et al., Effect of alendronate on risk of fracture in women with low bone density but without vertebral fractures: results from the Fracture Intervention Trial. JAMA **280** (24), 2077–2082 (1998)

T.R. Czarnik, J. Vernikos, Physiological changes in spaceflight that may affect drug action. J. Gravit. Physiol. **6** (1), P161–P164 (1999)

C.A. Czeisler, A.J. Chiasera et al., Research on sleep, circadian rhythms and aging: applications to manned spaceflight. Exp. Gerontol. **26** (2–3), 217–232 (1991)

C.A. Czeisler, J.J. Gooley, Sleep and circadian rhythms in humans. Cold Spring Harb. Symp. Quant. Biol. **72**, 579–597 (2007)

D.S. D'Aunno, A.H. Dougherty et al., Effect of short–and long–duration spaceflight on QTc intervals in healthy astronauts. Am. J. Cardiol. **91** (4), 494–497 (2003)

V.C. da Silva, P.L. Bittencourt et al., Delayed–onset hepatic encephalopathy induced by zolpidem: a case report. Clinics (Sao Paulo) **63** (4), 565–566 (2008)

J.T. Dalton, A. Mukherjee et al., Discovery of nonsteroidal androgens. Biochem. Biophys. Res. Commun. **244** (1), 1–4 (1998)

P. Danjou, I. Paty et al., A comparison of the residual effects of zaleplon and zolpidem following administration 5 to 2 h before awakening. Br. J. Clin. Pharmacol. **48** (3), 367–374 (1999)

J.R. Davis, R.T. Jennings et al., Comparison of treatment strategies for space motion sickness. Acta Astronaut. **29** (8), 587–591 (1993a)

J.R. Davis, R.T. Jennings et al., Treatment efficacy of intramuscular promethazine for space motion sickness. Aviat. Space Environ. Med. **64** (3 Pt 1), 230–233 (1993b)

J.R. Davis, J.M. Vanderploeg et al., Space motion sickness during 24 flights of the space shuttle. Aviat. Space Environ. Med. **59** (12), 1185–1189 (1988)

L.R. Davrath, R.W. Gotshall et al., Moderate sodium restriction does not alter lower body negative pressure tolerance. Aviat. Space Environ. Med. **70** (6), 577–582 (1999)

L. Debuys, A. Henrique, Effect of body posture on the position and emptying time of the stomach. Am. J. Dis. Child. **15**, 190 (1918)

A. Descamps, C. Rousset et al., Influence of the novel antidepressant and melatonin agonist/sero–tonin2C receptor antagonist, agomelatine, on the rat sleep–wake cycle architecture. Psychopharmacology (Berl.) **205** (1), 93–106 (2009)

S.G. Diamond, C.H. Markham, Otolith function in hypo– and hypergravity: relation to space motion sickness. Acta Otolaryngol. Suppl. **481**, 19–22 (1991)

A. Diedrich, S.Y. Paranjape et al., Plasma and blood volume in space. Am. J. Med. Sci. **334** (1), 80–85 (2007)

D.J. Dijk, D.F. Neri et al., Sleep, performance, circadian rhythms, and light–dark cycles during two space shuttle flights. Am. J. Physiol. Regul. Integr. Comp. Physiol. **281** (5), R1647–R1664 (2001)

D.F. Dinges, Sleep in space flight: breath easy-sleep less? Am. J. Respir. Crit. Care Med. **164** (3), 337–338 (2001)

D.F. Dinges, S. Arora et al., Pharmacodynamic effects on alertness of single doses of armodafinil in healthy subjects during a nocturnal period of acute sleep loss. Curr. Med. Res. Opin. **22** (1), 159–167 (2006)

D.F. Dinges, S.D. Douglas et al., Leukocytosis and natural killer cell function parallel neurobehavioral fatigue induced by 64 hours of sleep deprivation. J. Clin. Invest. **93** (5), 1930–1939 (1994)

J.M. Discipline, *Risk of Impaired Performance Due to Reduced Muscle Mass*, Strength and Endurance (NASA, Houston TX, HHC, 2008)

J.B. Dressman, P. Bass et al., Gastrointestinal parameters that influence oral medications. J. Pharm. Sci. **82** (9), 857–872 (1993)

C. Drummer, R. Gerzer et al., Body fluid regulation in micro–gravity differs from that on Earth: an overview. Pflugers Arch. **441** (2–3 Suppl), R66–R72 (2000a)

C. Drummer, M. Heer et al., Reduced natriuresis during weightlessness. Clin. Investig. **71**, 678–686 (1993)

C. Drummer, C. Hesse et. al., Water and sodium balances and their relation to body mass changes in microgravity. Eur. J. Clin. Invest. **30** (12), 1066–1075 (2000b)

C. Drummer, P. Norsk et al., Water and sodium balance in space. Am. J. Kidney Dis. **38** (3), 684–690 (2001)

S.P. Drummond, A. Bischoff–Grethe et al., The neural basis of the psychomotor vigilance task. Sleep **28** (9), 1059–1068 (2005)

B. Du, V. Daniels et al., Evaluation of physical and chemical changes in pharmaceuticals flown on space missions. AAPS J. **13** (2), 299–308 (2011)

J.P. Edwards, S.J. West et al., New nonsteroidal androgen receptor modulators based on 4–(trifluoromethy1)–2(1H)–pyrrolidino[3, 2–g] quinolinone. Bioorg. Med. Chem. Lett. **8** (7), 745–750 (1998)

A.R. Elliott, S.A. Shea et al., Microgravity reduces sleep–disordered breathing in humans. Am. J. Respir. Crit. Care Med. **164** (3), 478–485 (2001)

H.A. Elsheikh, A.M. Osman Intisar et al., Effect of dehydration on the pharmacokinetics of oxytet–racycline hydrochloride administered intravenously in goats (Capra hircus). Gen. Pharmacol. **31** (3), 455–458 (1998)

M. Erman, D. Seiden et al., An efficacy, safety, and dose–response study of Ramelteon in patients with chronic primary insomnia. Sleep Med. **7** (1), 17–24 (2006)

E. Faugloire, C.T. Bonnet et al., Motion sickness, body movement, and claustrophobia during passive restraint. Exp. Brain Res. **177** (4), 520–532 (2007)

FDA (2008), FDA–approved manufacturer drug insert: drug specific medication guides. *NDA 19908 FDA SLR 027 Approved labeling 4.23.08*, http://www.fda.gov/downloads/Drugs/DrugSafety/ucm085906.pdf

FDA, Midodrine hydrochloride: FDA proposes withdrawal of low blood pressure drug (2010), http://www.fda.gov/Safety/MedWatch/SafetyInformation/Safety AlertsforHumanMedicalProducts/ucm222640.htm

C. Fernandez, J.R. Lindsay, The vestibular coriolis reaction. Arch. Otolaryngol. **80**, 469–472 (1964)

L. Ferraro, T. Antonelli et al., Modafinil: an antinarcoleptic drug with a different neurochemical profile to d–amphetamine and dopamine uptake blockers. Biol. Psychiatry **42** (12), 1181–1183 (1997)

D. Fleisher, C. Li et al., Drug, meal and formulation interactions influencing drug absorption after oral administration. Clinical implications. Clin. Pharmacokinet. **36** (3), 233–254 (1999)

S. Folkard, J. Arendt et al., Melatonin stabilises sleep onset time in a blind man without entrainment of cortisol or temperature rhythms. Neurosci. Lett. **113** (2), 193–198 (1990)

M.A. Frey, J. Riddle et al., Blood and urine responses to ingesting fluids of various salt and glucose concentrations. J. Clin. Pharmacol. **31** (10), 880–887 (1991)

J.M. Fritsch–Yelle, U.A. Leuenberger et al., An episode of ventricular tachycardia during long–duration spaceflight. Am. J. Cardiol. **81** (11), 1391–1392 (1998)

J.D. Frost Jr., W.H. Shumate et al., The Skylab sleep monitoring experiment: methodology and initial results. Acta Astronaut. **2** (3–4), 319–336 (1975)

R.L. Fucci, J. Gardner et al., Toward optimizing lighting as a countermeasure to sleep and circadian disruption in space flight. Acta Astronaut. **56** (9–12), 1017–1024 (2005)

V. Fusco, A. Baraldi et al., Jaw osteonecrosis associated with intravenous bisphosphonate: is incidence reduced after adoption of dental preventive measures? J. Oral. Maxillofac. Surg. **67** (8), 1775 (2009)

P. Gandia, M.P. Bareille et al., Influence of simulated weightlessness on the oral pharmacokinetics of acetaminophen as a gastric emptying probe in man: a plasma and a saliva study. J. Clin. Pharmacol. **43** (11), 1235–1243 (2003)

P. Gandia, S. Saivin et al., The influence of weightlessness on pharmacokinetics. Fundam. Clin. Pharmacol. **19** (6), 625–636 (2005)

C.J. Gardner, D.R. Armour et al., GR205171: a novel antagonist with high affinity for the tachykinin NK1 receptor, and potent broad–spectrum anti–emetic activity. Regul. Pept.

65 (1), 45–53 (1996)

O.H. Gauer, J.P. Henry, Circulatory basis of fluid volume control. Physiol. Rev. **43**, 423–481 (1963)

A. Germain, D.J. Buysse et al., Sleep–specific mechanisms underlying posttraumatic stress disorder: integrative review and neurobiological hypotheses. Sleep Med, Rev. **12** (3), 185–195 (2008)

A. Gilman, T.W. Rall et al. (eds.), *The Pharmacological Basis of Therapeutics* (Pergamon Press, New York, 1990)

J. Gisolf, R.V. Immink et al., Orthostatic blood pressure control before and after spaceflight, determined by time–domain baroreflex method. J. Appl. Physiol. **98** (5), 1682–1690 (2005)

R. Gopalakrishnan, K.O. Genc et al., Muscle volume, strength, endurance, and exercise loads during 6–month missions in space. Aviat. Space Environ. Med. **81** (2), 91–102 (2010)

S. Grady, D. Aeschbach et al., Effect of modafinil on impairments in neurobehavioral performance and learning associated with extended wakefulness and circadian misalignment. Neuropsychopharmacology **35** (9), 1910–1920 (2010)

A. Graybiel, The prevention of motion sickness in orbital flight, Life Sci. Space Res. **14**, 109–118 (1976)

A. Graybiel, J. Knepton, Sopite syndrome: a sometimes sole manifestation of motion sickness. Aviat. Space Environ. Med. **47** (8), 873–882 (1976)

A. Graybiel, C.D. Wood et al., Human assay of antimotion sickness drugs. Aviat. Space Environ. Med. **46** (9), 1107–1118 (1975)

S.A. Greenacre, H. Ischiropoulos, Tyrosine nitration: localisation, quantification, consequences for protein function and signal transduction. Free Radic. Res. **34** (6), 541–581 (2001)

D.J. Greenblatt, J.S. Harmatz et al., Comparative kinetics and dynamics of zaleplon, zolpidem, and placebo. Clin. Pharmacol. Ther. **64** (5), 553–561 (1998a)

D.J. Greenblatt, L.L. von Moltke et al., Kinetic and dynamic interaction study of zolpidem with ketoconazole, itraconazole, and fluconazole. Clin. Pharmacol. Ther. **64** (6), 661–671 (1998b)

D. Grundy, K. Reid et al., Trans–thoracic fluid shifts and endocrine responses to 6 degrees head–down tilt. Aviat. Space Environ. Med. **62** (10), 923–929 (1991)

A. Gundel, V. Nalishiti et al., Sleep and circadian rhythm during a short space mission. Clin. Investig. **71** (9), 718–724 (1993)

A. Gundel, V.V. Polyakov et al., The alteration of human sleep and circadian rhythms during spaceflight. J. Sleep Res. **6** (1), 1–8 (1997)

A. Guyton, J. Hall, *Textbook of Medical Physiology* (Elsevier Saunders, Philadelphia, 2006)

R.R. Hajjar, F.E. Kaiser et al., Outcomes of long–term testosterone replacement in older hypogo–nadal males: a retrospective analysis. J. Clin. Endocrinol. Metab. **82** (11), 3793–3796 (1997)

R. Hardeland, B. Poeggeler et al., Melatonergic drugs in clinical practice. Arzneimittelforschung **58** (1), 1–10 (2008)

A.R. Hargens, S. Richardson, Cardiovascular adaptations, fluid shifts, and countermeasures related to space flight. Respir. Physiol. Neurobiol. **169** (Suppl 1), S30–S33 (2009)

A.R. Hargens, D.E. Watenpaugh, Cardiovascular adaptation to spaceflight. Med. Sci. Sports Exerc. **28** (8), 977–982 (1996)

J.L. Hargrove, D.P. Jones, Hepatic enzyme adaptation in rats after space flight. Physiologist **28** (6 Suppl), S230 (1985)

D.L. Harm, D.E. Parker et al., Relationship between selected orientation rest frame, circular vection and space motion sickness. Brain Res. Bull. **47** (5), 497–501 (1998)

R.P. Heaney, A.J. Yates et al., Bisphosphonate effects and the bone remodeling transient. J. Bone Miner. Res. **12** (8), 1143–1151 (1997)

M. Heer, W.H. Paloski, Space motion sickness: incidence, etiology, and countermeasures. Auton. Neurosci. **129** (1–2), 77–79 (2006)

R.M. Heggie, I.R. Entwistle, Seasickness, Br. Med, J. **4** (5629), 514 (1968)

L. Henriksen, P. Sejrsen, Local reflex in microcirculation in human cutaneous tissue. Acta Physiol. Scand. **98** (2), 227–231 (1976)

S. Herault, N. Tobal et al., Effect of human head flexion on the control of peripheral blood flow in microgravity and in 1 g. Eur. J. Appl. Physiol. **87** (3), 296–303 (2002)

S.J. Herdman, Treatment of benign paroxysmal positional vertigo. Phys. Ther. **70** (6), 381–388 (1990)

D. Hershkovitz, N. Asna et al., Ondansetron for the prevention of seasickness in susceptible sailors: an evaluation at sea. Aviat. Space Environ. Med. **80** (7), 643–646 (2009)

W. Hildebrandt, H.C. Gunga et al., Enhanced slow caudad fluid shifts in orthostatic intolerance after 24–h bed–rest. Eur. J. Appl. Physiol. Occup. Physiol. **69** (1), 61–70 (1994)

I. Hindmarch, D.B. Fairweather, Assessing the residual effects of hypnotics. Acta Psychiatr. Belg. **94** (2), 88–95 (1994)

I. Hindmarch, S. Johnson et al., The acute and sub–chronic effects of levocetirizine,

cetirizine, loratadine, promethazine and placebo on cognitive function, psychomotor performance, and weal and flare. Curr. Med. Res. Opin. **17** (4), 241–255 (2001a)

I. Hindmarch, A. Patat et al., Residual effects of zaleplon and zolpidem following middle of the night administration five hours to one hour before awakening. Hum. Psychopharmacol. **16** (2), 159–167 (2001b)

I. Hindmarch, U. Rigney et al., A naturalistic investigation of the effects of day–long consumption of tea, coffee and water on alertness, sleep onset and sleep quality. Psychopharmacology (Berl.) **149**(3), 203–216 (2000)

R.B. Hoffman, G.A. Salinas et al., Piracetam and fish orientation during parabolic aircraft flight. Aviat. Space Environ. Med. **51** (6), 568–576 (1980)

J. Hollander, M. Gore et al., Spaceflight downregulates antioxidant defense systems in rat liver. Free Radic. Biol. Med. **24** (2), 385–390 (1998)

M.H. Hong, H. Sun et al., Cell–specific activation of the human skeletal alpha–actin by androgens. Endocrinology **149** (3), 1103–1112 (2008)

C.C. Horn, Is there a need to identify new anti–emetic drugs? Drug Discov. Today Ther. Strat. **4** (3), 183–187 (2007)

P.J. Hornby, Central neurocircuitry associated with emesis. Am. J. Med. **111** (Suppl 8A), 106S–112S (2001)

J. Howland, D.J. Rohsenow et al., The effects of transdermal scopolamine on simulated ship navigation and attention/reaction time. Int. J. Occup. Environ. Health **14** (4), 250–256 (2008)

R.E. Hoyt, B.D. Lawson et al., Modafinil as a potential motion sickness countermeasure. Aviat. Space Environ. Med. **80** (8), 709–715 (2009)

S. Hu, W.F. Grant et al., Motion sickness severity and physiological correlates during repeated exposures to a rotating optokinetic drum. Aviat. Space Environ. Med. **62** (4), 308–314 (1991)

J. Huff, F.A. Cucinotta, *Risk of Degenerative Tissue or Other Health Effects from Radiation Exposure* (NASA, Houston TX, HHC, 2008)

P. Hunter, To sleep, perchance to live. Sleeping is vital for health, cognitive function, memory and long life. EMBO Rep. **9** (11), 1070–1073 (2008)

M. Ikuzawa, M. Asashima, Global expression of simulated microgravity–responsive genes in Xenopus liver cells. Zoolog. Sci. **25** (8), 828–837 (2008)

K. Ito, Y. Kagaya et al., Thyroid hormone and chronically unloaded hearts. Vascul. Pharmacol. **52** (3–4), 138–141 (2010)

D.S. Janowsky, S.C. Risch et al., A cholinomimetic model of motion sickness and space adaptation syndrome. Aviat. Space Environ. Med. **55** (8), 692–696 (1984)

R.T. Jennings, J.R. Davis et al., Comparison of aerobic fitness and space motion sickness during the shuttle program. Aviat. Space Environ. Med. **59** (5), 448–451 (1988)

R.T. Jennings, J.P. Stepanek et al., Frequent premature ventricular contractions in an orbital spaceflight participant. Aviat. Space Environ. Med. **81** (6), 597–601 (2010)

B. Jiang, R.R. Roy et al., Absence of a growth hormone effect on rat soleus atrophy during a 4-day spaceflight. J. Appl. Physiol. **74** (2), 527–531 (1993)

Y. Jiang, J.J. Zhao et al., Recombinant human parathyroid hormone (1–34) [teriparatide] improves both cortical and cancellous bone structure. J. Bone Miner. Res. **18** (11), 1932–1941 (2003)

S.H. Jo, H.K. Hong et al., H (1) antihistamine drug promethazine directly blocks hERG K(+) channel. Pharmacol. Res. **60** (5), 429–437 (2009)

K.L. Johansen, K. Mulligan et al., Anabolic effects of nandrolone decanoate in patients receiving dialysis: a randomized controlled trial. JAMA **281** (14), 1275–1281 (1999)

L.B. Johansen, C. Gharib et al., Haematocrit, plasma volume and noradrenaline in humans during simulated weightlessness for 42 days. Clin. Physiol. **17** (2), 203–210 (1997)

M.A. Juergensmeyer, E.A. Juergensmeyer et al., Long-term exposure to spaceflight conditions affects bacterial response to antibiotics. Microgr. Sci. Technol. **12** (1), 41–47 (1999)

M.A. Kacena, P. Todd, Gentamicin: effect on *E. coli* in space. Microgr. Sci. Technol. **XII** (3–4), 135–137 (2000)

K. Kakemi, H. Sezaki et al., Absorption and excretion of drugs. XXXVII. Effect of Ca^{2+} on the absorption of tetracycline from the small intestine. (2). Chem. Pharm. Bull. (Tokyo) **16**(11), 2206–2212 (1968a)

K. Kakemi, H. Sezaki et al., Absorption and excretion of drugs. XXXVI. Effect of Ca^{2+} on the absorption of tetracycline from the small intestine. (1). Chem. Pharm. Bull. (Tokyo) **16**(11), 2200–2205 (1968b)

M. Karbownik, R.J. Reiter, Antioxidative effects of melatonin in protection against cellular damage caused by ionizing radiation. Proc. Soc. Exp. Biol. Med. **225** (1), 9–22 (2000)

A. Karni, D. Tanne et al., Dependence on REM sleep of overnight improvement of a perceptual skill. Science **265** (5172), 679–682 (1994)

M.A. Kass, M. Gordon et al., Compliance with topical timolol treatment. Am. J. Ophthalmol. **103** (2), 188–193 (1987)

R.E. Kates, S.R. Harapat et al., Influence of prolonged recumbency on drug disposition. Clin. Pharmacol. Ther. **28** (5), 624–628 (1980)

M. Kato, B.G. Phillips et al., Effects of sleep deprivation on neural circulatory control. Hypertension **35** (5), 1173–1175 (2000)

B.G. Katzung (ed.), *Basic and Clinical Pharmacology* (McGraw Hill Medical, New York, 2007)

G.A. Keller, M.L. Ponte et al., Other drugs acting on nervous system associated with QT–interval prolongation. Curr. Drug Saf. **5** (1), 105–111 (2010)

T.H. Kelly, R.D. Hienz et al., Crewmember performance before, during, and after spaceflight. J. Exp. Anal. Behav. **84** (2), 227–241 (2005)

A.R. Kennedy, J. Guan et al., Countermeasures against space radiation induced oxidative stress in mice. Radiat. Environ. Biophys. **46** (2), 201–203 (2007)

R.S. Kennedy, A. Graybiel et al., Symptomatology under storm conditions in the North Atlantic in control subjects and in persons with bilateral labyrinthine defects. Acta Otolaryngol. **66** (6), 533–540 (1968)

R.S. Kennedy, R.C. Odenheimer et al., Differential effects of scopolamine and amphetamine on microcomputer–based performance tests. Aviat. Space Environ. Med. **61** (7), 615–621 (1990)

W.D. Killgore, N.L. Grugle et al., Restoration of risk–propensity during sleep deprivation: caffeine, dextroamphetamine, and modafinil. Aviat. Space Environ. Med. **79** (9), 867–874 (2008)

Y. Kitamura, A. Miyoshi et al., Effect of glucocorticoid on upregulation of histamine H1 receptor mRNA in nasal mucosa of rats sensitized by exposure to toluene diisocyanate. Acta Otolaryngol. **124**(9), 1053–1058 (2004)

S. Klosterhalfen, S. Kellermann et al., Latent inhibition of rotation chair–induced nausea in healthy male and female volunteers. Psychosom. Med. **67** (2), 335–340 (2005)

R. Knipling, J. Wang, Revised estimates of the US drowsy driver crash problem size based on general estimates system case reviews. *Thirty-ninth Annual Proceedings of the Association for the Advancement of Automotive Medicine*, (Des Plaines, IL, 1995)

T.B. Knudsen, G.P. Daston, MIAME guidelines. Reprod. Toxicol. **19** (3), 263 (2005)

T. Ko, J. Evenden, The effects of psychotomimetic and putative cognitive–enhancing drugs on the performance of a n–back working memory task in rats. Psychopharmacology (Berl.) **202** (1–3), 67–78 (2009)

R.L. Kohl, Failure of metoclopramide to control emesis or nausea due to stressful angular or linear acceleration. Aviat. Space Environ. Med. **58** (2), 125–131 (1987)

R.L. Kohl, D.S. Calkins et al., Arousal and stability: the effects of five new sympathomimetic drugs suggest a new principle for the prevention of space motion sickness. Aviat. Space

Environ, Med. **57** (2), 137–143 (1986)

R.L. Kohl, D.S. Calkins et al., Control of nausea and autonomic dysfunction with terfenadine, a peripherally acting antihistamine. Aviat. Space Environ. Med. **62** (5), 392–396 (1991)

R.L. Kohl, S. MacDonald, New pharmacologic approaches to the prevention of space/motion sickness. J. Clin. Pharmacol. **31** (10), 934–946 (1991)

M. Kojima, K. Kangawa, Ghrelin: structure and function. Physiol. Rev. **85** (2), 495–522 (2005)

K.B. Kopacek, Absorption. The Merck Manual (2007), http://www.merck.com/mmpe/sec20/ch303/ch303c.html.Retrieved 12 Jan 2009

K.B. Kopacek, Bioavailablility. The Merck Manual (2007), http://www.merck.com/mmpe/sec20/ch303/ch303c.html. Retrieved 12 Jan 2009

I. Kovachevich, S. Kondratenko et al., Pharmacokinetics of acetaminophen adminstered in tablets and capsules under long–term space flight conditions. Pharm. Chem. J. **43** (3), 130–133 (2009)

J. Krasnoff, P. Painter, The physiological consequences of bed rest and inactivity. Adv. Ren. Replace. Ther. **6** (2), 124–132 (1999)

W. Kruse, W. Eggert–Kruse et al., Dosage frequency and drug–compliance behaviour – a comparative study on compliance with a medication to be taken twice or four times daily. Eur. J. Clin. Pharmacol. **41** (6), 589–592 (1991)

W. Kruse, W. Eggert–Kruse et al., Compliance and adverse drug reactions: a prospective study with ethinylestradiol using continuous compliance monitoring. Clin. Investig. **71** (6), 483–487 (1993)

W. Kruse, P. Koch–Gwinner et al., Measurement of drug compliance by continuous electronic monitoring: a pilot study in elderly patients discharged from hospital. J. Am. Geriatr. Soc. **40** (11), 1151–1155 (1992)

W. Kruse, E. Weber, Dynamics of drug regimen compliance–its assessment by microprocessor–based monitoring. Eur. J. Clin. Pharmacol. **38** (6), 561–565 (1990)

E. Kuhn, V. Brodan et al., Metabolic reflection of sleep deprivation. Act Nerv Super (Praha) **11**(3), 165–174 (1969)

J.R. Lackner, A. Graybiel, Head movements in non–terrestrial force environments elicit motion sickness: implications for the etiology of space motion sickness. Aviat. Space Environ. Med. **57** (5), 443–448 (1986)

W.D. Lakin, S.A. Stevens et al., Modeling intracranial pressures in microgravity: the influence of the blood–brain barrier. Aviat. Space Environ. Med. **78** (10), 932–936 (2007)

M.R. Landauer, V. Srinivasan et al., Genistein treatment protects mice from ionizing radiation injury. J. Appl. Toxicol. **23** (6), 379–385 (2003)

A.D. Laposky, J. Bass et al., Sleep and circadian rhythms: key components in the regulation of energy metabolism. FEBS Lett. **582** (1), 142–151 (2008a)

A.D. Laposky, M.A. Bradley et al., Sleep–wake regulation is altered in leptin–resistant (db/db) genetically obese and diabetic mice. Am. J. Physiol. Regul. Integr. Comp. Physiol. **295** (6), R2059–R2066 (2008b)

C.M. Lathers, J.M. Riddle et al., Echocardiograms during six hours of bedrest at head–down and head–up tilt and during space flight. J. Clin. Pharmacol. **33** (6), 535–543 (1993)

C.S. Leach, A review of the consequences of fluid and electrolyte shifts in weightlessness. Acta Astronaut.**6**, 1123–1135 (1979)

C.S. Leach, An overview of the endocrine and metabolic changes in manned space flight. Acta Astronaut. **8**, 977–986 (1981)

C.S. Leach, Metabolism and biochemistry in hypogravity. Acta Astronaut. **23**, 105–108 (1991)

C.S. Leach, W.C. Alexander et al., Adrenal and pituitary response of the Apollo 15 crew members. J. Clin. Endocrinol. Metab. **35** (5), 642–645 (1972)

C.S. Leach, C.P. Alfrey et al., Regulation of body fluid compartments during short–term spaceflight. J. Appl. Physiol. **81** (1), 105–116 (1996)

C.S. Leach, S.I. Altchuler et al., The endocrine and metabolic responses to space flight. Med. Sci. Sports Exerc. **15** (5), 432–440 (1983)

C.S. Leach, N.M. Cintron et al., Metabolic changes observed in astronauts. J. Clin. Pharmacol. **31** (10), 921–927 (1991a)

C.S. Leach, L.D. Inners et al., Changes in total body water during spaceflight. J. Clin. Pharmacol. **31** (10), 1001–1006 (1991b)

C.S. Leach, P.C. Johnson et al., The endocrine system in space flight. Acta Astronaut. **17** (2), 161–166 (1988)

A. LeBlanc, V. Schneider et al., Bone mineral and lean tissue loss after long duration space flight. J. Musculoskelet. Neuronal Interact. **1** (2), 157–160 (2000)

A.D. LeBlanc, T.B. Driscol et al., Alendronate as an effective countermeasure to disuse induced bone loss. J. Musculoskelet, Neuronal Interact. **2** (4), 335–343 (2002)

A.D. LeBlanc, E.R. Spector et al., Skeletal responses to space flight and the bed rest analog: a review. J. Musculoskelet. Neuronal Interact. **7** (1), 33–47 (2007)

K.C. Lee, J.D. Ma et al., Pharmacogenomics: bridging the gap between science and practice. J. Am. Pharm. Assoc. **50** (1), el–e14 (2003). quiz e15–17

B.E. Lehnert, R. Iyer, Exposure to low-level chemicals and ionizing radiation: reactive oxygen species and cellular pathways. Hum. Exp. Toxicol. **21** (2), 65–69 (2002)

S.E. Leucuta, L. Vlase, Pharmacokinetics and metabolic drug interactions. Curr. Clin. Pharmacol. **1** (1), 5–20 (2006)

B.D. Levine, J.H. Zuckerman et al., Cardiac atrophy after bed-rest deconditioning: a nonneural mechanism for orthostatic intolerance. Circulation **96** (2), 517–525 (1997)

M.E. Levine, J.C. Chillas, et al., The effects of serotonin (5-HT3) receptor antagonists on gastric tachyarrhythmia and the symptoms of motion sickness (2000,) Aviat Space Environ Med (2000), http://www.ncbi.nlm.nih.gov/entrez/query.fcgi?cmd=Retrieve&db=PubMed&dopt=Ci tation&list_uids=11086664 Retrieved 11 Nov 2000.

A.J. Lewy, V.K. Bauer et al., Capturing the circadian rhythms of free-running blind people with 0.5 mg melatonin. Brain Res. **918** (1-2), 96–100 (2001)

J.J. Li, J.C. Sutton et al., Discovery of potent and muscle selective androgen receptor modulators through scaffold modifications. J. Med. Chem. **50** (13), 3015–3025 (2007)

U.A. Liberman, S.R. Weiss et al., Effect of oral alendronate on bone mineral density and the incidence of fractures in postmenopausal osteoporosis. The Alendronate Phase III Osteoporosis Treatment Study Group. N. Engl. J. Med. **333** (22), 1437–1443 (1995)

E. Lilly, Forteo (2004), http://pi.lilly.com/us/forteo-medguide.pdf.p.insert

J. Lim, D.F. Dinges, Sleep deprivation and vigilant attention. Ann. N. Y. Acad. Sci. **1129**, 305–322 (2008)

J. Lim, J.C. Tan et al., Sleep deprivation impairs object-selective attention: a view from the ventral visual cortex. PLoS One **5** (2), e9087 (2010)

K.J. Lindsay, P.J. Coates et al., The genetic basis of tissue responses to ionizing radiation. Br. J. Radiol. **80** (1), S2–S6 (2007)

J.C. Lovejoy, S.R. Smith et al., Low-dose T (3) improves the bed rest model of simulated weightlessness in men and women. Am. J. Physiol. **277** (2 Pt 1), E370–E379 (1999)

S.K. Lu, S. Bai et al., Altered cytochrome P450 and P-glycoprotein levels in rats during simulated weightlessness. Aviat. Space Environ. Med. **73** (2), 112–118 (2002)

J.B. Lucot, R.S. Obach et al., The effect of CP-99994 on the responses to provocative motion in the cat. Br. J. Pharmacol. **120** (1), 116–120 (1997)

L. Macho, M. Fickova et al., Plasma insulin levels and insulin receptors in liver and adipose tissue of rats after space flight. Physiologist **34** (1 Suppl), S90–S91 (1991a)

L. Macho, J. Koska et al., The response of endocrine system to stress loads during space flight in human subject. Adv. Space Res. **31** (6), 1605–1610 (2003)

L. Macho, R. Kvetnansky et al., Effects of exposure to space flight on endocrine regulations in experimental animals. Endocr. Regul. **35** (2), 101–114 (2001)

L. Macho, R. Kvetnansky et al., Effects of space flight on endocrine system function in experimental animals. Environ. Med. **40** (2), 95–111 (1996)

L. Macho, R. Kvetnansky et al., Effect of space flights on plasma hormone levels in man and in experimental animal. Acta Astronaut. **23**, 117–121 (1991b)

L. Macho, S. Nemeth et al., Metabolic changes in the animals subjected to space flight. Acta Astronaut. **9** (6–7), 385–389 (1982)

M. Mackiewicz, K.R. Shockley et al., Macromolecule biosynthesis: a key function of sleep. Physiol. Genomics **31** (3), 441–457 (2007)

C. Madeddu, G. Mantovani, An update on promising agents for the treatment of cancer cachexia. Curr. Opin. Support. Palliat. Care **3** (4), 258–262 (2009)

L. Maggi, L. Segale et al., Chemical and physical stability of hydroxypropylmethylcellulose matrices containing diltiazem hydrochloride after gamma irradiation. J. Pharm. Sci. **92** (1), 131–141 (2003)

L. Maggi, L. Segale et al., Polymers–gamma ray interaction. Effects of gamma irradiation on modified release drug delivery systems for oral administration. Int. J. Pharm. **269** (2), 343–351 (2004)

A. Maillet, G. Gauquelin et al., Blood volume regulating hormones response during two space related simulation protocols: four–week confinement and head–down bed–rest. Acta Astronaut. **35** (8), 547–552 (1995)

A.P. Makris, C.R. Rush et al., Behavioral and subjective effects of d–amphetamine and modafinil in healthy adults. Exp. Clin. Psychopharmacol. **15** (2), 123–133 (2007)

K. Manda, A.L. Bhatia, Pre–administration of beta–carotene protects tissue glutathione and lipid peroxidation status following exposure to gamma radiation. J. Environ. Biol. **24** (4), 369–372 (2003)

K. Manda, M. Ueno et al., Melatonin mitigates oxidative damage and apoptosis in mouse cerebellum induced by high–LET 56Fe particle irradiation. J. Pineal Res. **44** (2), 189–196 (2008a)

K. Manda, M. Ueno et al., Memory impairment, oxidative damage and apoptosis induced by space radiation: ameliorative potential of alpha–lipoic acid. Behav. Brain Res. **187** (2), 387–395 (2008b)

K. Manda, M. Ueno et al., Space radiation–induced inhibition of neurogenesis in the hippocampal dentate gyrus and memory impairment in mice: ameliorative potential of the melatonin metabolite, AFMK. J. Pineal Res. **45** (4), 430–438 (2008c)

K. Manda, M. Ueno et al., Cranial irradiation–induced inhibition of neurogenesis in hippocampal dentate gyrus of adult mice: attenuation by melatonin pretreatment. J. Pineal Res. **46** (1), 71–78 (2009)

K. Manda, M. Ueno et al., alpha–Lipoic acid attenuates x–irradiation–induced oxidative stress in mice. Cell Biol. Toxicol. **23** (2), 129–137 (2007)

T. Mano, Autonomic neural functions in space. Curr. Pharm. Biotechnol. **6** (4), 319–324 (2005)

T. Mano, S. Iwase, Sympathetic nerve activity in hypotension and orthostatic intolerance. Acta Physiol. Scand. **177** (3), 359–365 (2003)

D.S. Martin, J.V. Meck, Presyncopal/non–presyncopal outcomes of post spaceflight stand tests are consistent from flight to flight. Aviat. Space Environ. Med. **75** (1), 65–67 (2004)

E.I. Matsnev, D. Bodo, Experimental assessment of selected antimotion drugs. Aviat. Space Environ. Med. **55** (4), 281–286 (1984)

H. Mattie, W.A. Craig et al., Determinants of efficacy and toxicity of aminoglycosides. J. Antimicrob. Chemother. **24** (3), 281–293 (1989)

M.R. McClung, E.M. Lewiecki et al., Denosumab in postmenopausal women with low bone mineral density. N. Engl. J. Med. **354** (8), 821–831 (2006)

A.J. McLachlan, I. Ramzan, Meals and medicines. Austral.. Prescrib. **29** (2), 40–42 (2006)

J.V. Meck, S. Dreyer et al., Long–duration head–down bed rest: project overview, vital signs, and fluid balance. Aviat. Space Environ. Med. **80** (5, Suppl), A1–A8 (2009)

J.V. Meck, W.W. Waters et al., Mechanisms of postspaceflight orthostatic hypotension: low alpha1–adrenergic receptor responses before flight and central autonomic dysregulation postflight. Am. J. Physiol. Heart Circ. Physiol. **286** (4), H1486–H1495 (2004)

J.P. Meehan, Biosatellite 3: a physiological interpretation. Life Sci. Space Res. **9**, 83–98 (1971)

D. Megighian, A. Martini, Motion sickness and space sickness: clinical and experimental findings. ORL J. Otorhinolaryngol. Relat. Spec. **42** (4), 185–195 (1980)

S.K. Mehta, R.J. Cohrs et al., Stress–induced subclinical reactivation of varicella zoster virus in astronauts. J. Med. Virol. **72** (1), 174–179 (2004)

H.K. Meier–Ewert, P.M. Ridker et al., Effect of sleep loss on C–reactive protein, an inflammatory marker of cardiovascular risk. J. Am. Coll. Cardiol. **43** (4), 678–683 (2004)

A.H. Merrill Jr., M. Hoel et al., Altered carbohydrate, lipid, and xenobiotic metabolism by liver from rats flown on Cosmos 1887. FASEB J. **4** (1), 95–100 (1990)

A.H. Merrill Jr., E. Wang et al., Hepatic function in rats after spaceflight: effects on lipids, glycogen, and enzymes. Am. J. Physiol. **252** (2 Pt 2), R222–R226 (1987)

A.H. Merrill Jr., E. Wang et al., Differences in glycogen, lipids, and enzymes in livers from rats flown on COSMOS 2044. J. Appl. Physiol. **73** (2 Suppl), 142S–147S (1992)

M. Mieda, T. Sakurai, Integrative physiology of orexins and orexin receptors. CNS Neurol. Disord. Drug Targets **8** (4), 281–295 (2009)

P.F. Migeotte, G.K. Prisk et al., Microgravity alters respiratory sinus arrhythmia and short–term heart rate variability in humans. Am. J. Physiol. Heart Circ. Physiol. **284** (6), H1995–H2006 (2003)

J.N. Miner, W. Chang et al., An orally active selective androgen receptor modulator is efficacious on bone, muscle, and sex function with reduced impact on prostate. Endocrinology **148** (1), 363–373 (2007)

T. Misaki, N. Kyoda et al., Timing and side effects of flumazenil for dental outpatients receiving intravenous sedation with midazolam. Anesth. Prog. **44** (4), 127–131 (1997)

M. Miyamoto, Pharmacology of ramelteon, a selective MT1/MT2 receptor agonist: a novel therapeutic drug for sleep disorders. CNS Neurosci. Ther. **15** (1), 32–51 (2009)

D.J. Mollicone, H.P. Van Dongen et al., Response surface mapping of neurobehavioral performance: testing the feasibility of split sleep schedules for space operations. Acta Astronaut. **63** (7–10), 833–840 (2008)

T.H. Monk, D.J. Buysse et al., Sleep and circadian rhythms in four orbiting astronauts. J. Biol. Rhythms **13** (3), 188–201 (1998)

T.H. Monk, K.S. Kennedy et al., Decreased human circadian pacemaker influence after 100 days in space: a case study. Psychosom. Med. **63** (6), 881–885 (2001)

L.D. Montgomery, Body volume changes during simulated microgravity I: technique and comparison of men and women during horizontal bed rest. Aviat. Space Environ. Med. **64** (10), 893–898 (1993)

L.D. Montgomery, A.J. Parmet et al., Body volume changes during simulated microgravity: auditory changes, segmental fluid redistribution, and regional hemodynamics. Ann. Biomed. Eng. **21** (4), 417–433 (1993)

J.E. Morley, F.E. Kaiser et al., Longitudinal changes in testosterone, luteinizing hormone, and follicle–stimulating hormone in healthy older men. Metabolism **46** (4), 410–413 (1997)

G.R. Morrow, Susceptibility to motion sickness and chemotherapy–induced side–effects. Lancet **1** (8373), 390–391 (1984)

P.J. Muller, J. Vernikos–Danellis, Alteration in drug toxicity by environmental variables. Proc. West Pharmacol. Soc. **11**, 52–53 (1968)

J.M. Mullington, M. Haack et al., Cardiovascular, inflammatory, and metabolic consequences of sleep deprivation. Prog. Cardiovasc. Dis. **51** (4), 294–302 (2009)

S.L. Mulvagh, J.B. Charles et al., Echocardiographic evaluation of the cardiovascular effects of short-duration spaceflight. J. Clin. Pharmacol. **31** (10), 1024–1026 (1991)

J.S. Murley, Y. Kataoka et al., Delayed radioprotection by nuclear transcription factor kappaB-mediated induction of manganese superoxide dismutase in human microvascular endothelial cells after exposure to the free radical scavenger WR1065. Free Radic. Biol. Med. **40** (6), 1004–1016 (2006)

E.R. Muth, Motion and space sickness: intestinal and autonomic correlates. Auton. Neurosci. **129** (1–2), 58–66 (2006)

Z. Nachum, A. Shupak et al., Transdermal scopolamine for prevention of motion sickness: clinical pharmacokinetics and therapeutic applications. Clin. Pharmacokinet. **45** (6), 543–566 (2006)

R. Narayanan, M.L. Mohler et al., Selective androgen receptor modulators in preclinical and clinical development. Nucl. Recept. Signal. **6**, e010 (2008)

R.M. Neer, C.D. Arnaud et al., Effect of parathyroid hormone (1–34) on fractures and bone mineral density in postmenopausal women with osteoporosis. N. Engl. J. Med. **344** (19), 1434–1441 (2001)

A.N. Nicholson, Sleep patterns in the aerospace environment. Proc. R. Soc. Med. **65** (2), 192–194 (1972)

C.A. Nickerson, C.M. Ott et al., Microgravity as a novel environmental signal affecting *Salmonella enterica serovar* Typhimurium virulence. Infect. Immun. **68** (6), 3147–3152 (2000)

C.A. Nickerson, C.M. Ott et al., Low-shear modeled microgravity: a global environmental regulatory signal affecting bacterial gene expression, physiology, and pathogenesis. J. Microbiol. Methods **54** (1), 1–11 (2003)

C.A. Nickerson, C.M. Ott et al., Microbial responses to microgravity and other low-shear environments. Microbiol. Mol. Biol. Rev. **68** (2), 345–361 (2004)

NIH, NIH renews major research program to develop medical countermeasures against radiological and nuclear threats (2010), http://www.nih.gov/news/health/aug2010/niaid-19.htm

W.S. Nimmo, L.F. Prescott, The influence of posture on paracetemol absorption. Br. J. Clin. Pharmacol. **5**, 348–349 (1978)

W.T. Norfleet, J.J. Degioanni et al., Treatment of motion sickness in parabolic flight with buccal scopolamine. Aviat. Space Environ. Med. **63** (1), 46–51 (1992)

P. Norsk, N.J. Christensen et al., Unexpected renal responses in space. Lancet **356** (9241), 1577–1578 (2000)

P. Norsk, C. Drummer et al., Renal and endocrine responses in humans to isotonic saline infusion during microgravity. J. Appl. Physiol. **78**, 2253–2259 (1995)

M.C. Noverr, G.B. Huffnagle, Does the microbiota regulate immune responses outside the gut? Trends Microbiol. **12** (12), 562–568 (2004)

A. Nunez, M.L. Rodrigo–Angulo et al., Hypocretin/orexin neuropeptides: participation in the control of sleep–wakefulness cycle and energy homeostasis. Curr. Neuropharmacol. **7** (1), 50–59 (2009)

C.V. Odvina, S. Levy et al., Unusual mid–shaft fractures during long–term bisphosphonate therapy. Clin. Endocrinol. (Oxf.) **72** (2), 161–168 (2010)

Y. Ogawa, T. Kanbayashi et al., Total sleep deprivation elevates blood pressure through arterial baroreflex resetting: a study with microneurographic technique. Sleep **26** (8), 986–989 (2003)

I.V. Ogneva, V.A. Kurushin et al., Effect of short–term gravitational unloading on rat and mongo–lian gerbil muscles. J. Muscle Res. Cell Motil. **30** (7–8), 261–265 (2010)

C.M. Oman, Motion sickness: a synthesis and evaluation of the sensory conflict theory. Can. J. Physiol. Pharmacol. **68** (2), 294–303 (1990)

C.M. Oman, Sensory conflict theory and space sickness: our changing perspective. J. Vestib. Res. **8** (1), 51–56 (1998)

B. Oosterhuis, J.H. Jonkman, Pharmacokinetic studies in healthy volunteers in the context of in vitro/in vivo correlations. Eur. J. Drug Metab. Pharmacokinet. **18** (1), 19–30 (1993)

J.H.J. Ortega, D.L. Harm, Space and entry motion sickness, in *Principles of Clinical Medicine for Space Flight*, ed. by M.R. Barrat, S.L. Pool (Springer, New York, 2008)

I. Oswald, The function of sleep. Postgrad. Med. J. **52** (603), 15–18 (1976)

S. Otmani, A. Demazieres et al., Effects of prolonged–release melatonin, zolpidem, and their combination on psychomotor functions, memory recall, and driving skills in healthy middle aged and elderly volunteers. Hum. Psychopharmacol. **23** (8), 693–705 (2008)

S.T. Page, B.T. Marck et al., Tissue selectivity of the anabolic steroid, 19–nor–4–androstenediol–3beta, 17beta–diol in male Sprague Dawley rats: selective stimulation of muscle mass and bone mineral density relative to prostate mass. Endocrinology **149** (4), 1987–1993 (2008)

S.C. Pageau, Denosumab. MAbs **1** (3), 210–215 (2009)

W. Pang, C. Li et al., The environmental light influences the circulatory levels of retinoic acid and associates with hepatic lipid metabolism. Endocrinology **149** (12), 6336–6342 (2008)

D.E. Parker, Labyrinth and cerebral–spinal fluid pressure changes in guinea pigs and monkeys during simulated zero G. Aviat. Space Environ. Med. **48** (4), 356–361 (1977)

L.S. Parnes, S.K. Agrawal et al., Diagnosis and management of benign paroxysmal positional vertigo (BPPV). CMAJ **169** (7), 681–693 (2003)

A.C. Parrott, K. Wesnes, Promethazine, scopolamine and cinnarizine: comparative time course of psychological performance effects. Psychopharmacology (Berl.) **92** (4), 513–519 (1987)

A. Patat, I. Paty et al., Pharmacodynamic profile of Zaleplon, a new non–benzodiazepine hypnotic agent. Hum. Psychopharmacol. **16** (5), 369–392 (2001)

M.G. Paule, J.J. Chelonis et al., Effects of drug countermeasures for space motion sickness on working memory in humans. Neurotoxicol. Teratol. **26** (6), 825–837 (2004)

A. Pavy–Le Traon, A. Guell et al., The use of medicaments in space–therapeutic measures and potential impact of pharmacokinetics due to weightlessness. ESA J **18** (1), 33–50 (1994)

A. Pavy–Le Traon, M. Heer et al., From space to Earth: advances in human physiology from 20 years of bed rest studies (1986–2006). Eur. J. Appl. Physiol. **101** (2), 143–194 (2007)

D.A. Payne, S.K. Mehta et al., Incidence of Epstein–Barr virus in astronaut saliva during spaceflight. Aviat. Space Environ. Med. **70** (12), 1211–1213 (1999)

M.J. Pecaut, D.S. Gridley, The impact of mouse strain on iron ion radio–immune response of leukocyte populations. Int. J. Radiat. Biol. **86** (5), 409–419 (2010)

M.A. Perhonen, F. Franco et al., Cardiac atrophy after bed rest and spaceflight. J. Appl. Physiol. **91** (2), 645–653 (2001)

K. Petrie, A.G. Dawson et al., A double–blind trial of melatonin as a treatment for jet lag in international cabin crew. Biol. Psychiatry **33** (7), 526–530 (1993)

D.L. Pierson, R.P. Stowe et al., Epstein–Barr virus shedding by astronauts during space flight. Brain Behav. Immunol. **19** (3), 235–242 (2005)

R.A. Pietrzyk, J.A. Jones et al., Renal stone formation among astronauts. Aviat. Space Environ. Med. **78** (4 Suppl), A9–A13 (2007)

J.R. Plant, D.B. MacLeod, Response of a promethazine–induced coma to flumazenil. Ann. Emerg. Med. **24** (5), 979–982 (1994)

S. Platts, *Risk of Cardiac Rhythm Problems During Spaceflight* (NASA, Houston TX, HHC, 2008a)

S. Platts, *Risk of Orthostatic Intolerance During Re-exposure to Gravity* (NASA, Houston TX, HHC, 2008b)

S.H. Platts, D.S. Martin et al., Cardiovascular adaptations to long–duration head–down bed rest. Aviat. Space Environ. Med. **80** (5 Suppl), A29–A36 (2009a)

S.H. Platts, S.J. Shi et al., Akathisia with combined use of midodrine and promethazine. JAMA **295** (17), 2000–2001 (2006a)

S.H. Platts, J.A. Tuxhorn et al., Compression garments as countermeasures to orthostatic intolerance. Aviat. Space Environ. Med. **80** (5), 437–442 (2009b)

S.H. Platts, M.G. Ziegler et al., Hemodynamic effects of midodrine after spaceflight in astronauts without orthostatic hypotension. Aviat. Space Environ. Med. **77** (4), 429–433 (2006b)

O. Pompeiano, P. d'Ascanio et al., Gene expression in rat vestibular and reticular structures during and after space flight. Neuroscience **114** (1), 135–155 (2002)

L. Putcha, Pharmacotherapeutics in space. J. Gravit. Physiol. **6** (1), P165–P168 (1999)

L. Putcha, Data mining–Pharmacotherapeutics of space motion sickness (2009)

L. Putcha, K.L. Berens et al., Pharmaceutical use by U.S. astronauts on space shuttle missions. Aviat. Space Environ. Med. **70** (7), 705–708 (1999)

L. Putcha, K.J. Tietze et al., Bioavailability of intranasal scopolamine in normal subjects. J. Pharm. Sci. **85** (8), 899–902 (1996)

C. Queckenberg, U. Fuhr, Influence of posture on pharmacokinetics. Eur. J. Clin. Pharmacol. **65** (2), 109–119 (2009)

C. Queckenberg, J. Meins et al., Absorption, pharmacokineties and safety of triclosan after dermal administration. Antimicrob. Agents Chemother. **54** (1), 570–572 (2009)

R.N. Racine, S.M. Cormier, Effect of spaceflight on rat hepatocytes: a morphometric study. J. Appl. Physiol. **73** (2 Suppl), 136S–141S (1992)

P.C. Rambaut, C.S. Leach et al., Observations in energy balance in man during spaceflight. Am. J. Physiol. **233** (5), R208–R212 (1977a)

P.C. Rambaut, C.S. Leach et al., Metabolic energy requirements during manned orbital Skylab missions. Life Sci. Space Res. **15**, 187–191 (1977b)

C.D. Ramsdell, T.J. Mullen et al., Midodrine prevents orthostatic intolerance associated with simulated spaceflight. J. Appl. Physiol. **90** (6), 2245–2248 (2001)

C.A. Ray, New insights into orthostatic hypotension. Am. J. Physiol. Regul. Integr. Comp. Physiol. **294** (5), R1575–R1576 (2008)

J.T. Reason, J.J. Brand, *Motion Sickness* (Academic Press, London, 1975)

A. Rechtscheffen, A. Kales (eds.), *A Manual for Standardaized Terminology and Scoring System for Sleep Stages of Human Subjects* (Public Health Service, US Government Printing Office, Washington DC, 1968)

K. Reid, J.L. Palmer et al., Comparison of the neurokinin-1 antagonist GR205171, alone and in combination with the 5-HT3 antagonist ondansetron, hyoscine and placebo in the prevention of motion-induced nausea in man. Br. J. Clin. Pharmacol. **50** (1), 61–64 (2000)

R.J. Reiter, D.X. Tan et al., Melatonin as an antioxidant: physiology versus pharmacology. J. Pineal Res. **39** (2), 215–216 (2005)

A.G. Renwick, C.H. Ahsan et al., The influence of posture on the pharmacokinetics of orally administered nifedipine. Br. J. Clin. Pharmacol. **34** (4), 332–336 (1992)

M.F. Reschke, J.J. Bloomberg et al., Posture, locomotion, spatial orientation, and motion sickness as a function of space flight. Brain Res. Brain Res. Rev. **28** (1–2), 102–117 (1998)

G. Ricci, A. Catizone et al., Microgravity effect on testicular functions. J. Gravit. Physiol. **11** (2), P61–P62 (2004)

G. Ricci, R. Esposito et al., Direct effects of microgravity on testicular function: analysis of hysto-logical, molecular and physiologic parameters. J. Endocrinol. Invest. **31** (3), 229–237 (2008)

L. Rice, W. Ruiz et al., Neocytolysis on descent from altitude: a newly recognized mechanism for the control of red cell mass. Ann. Intern. Med. **134** (8), 652–656 (2001)

G.S. Richardson, P.C. Zee et al., Circadian phase-shifting effects of repeated ramelteon administration in healthy adults. J. Clin. Sleep Med. **4** (5), 456–461 (2008)

F. Ridout, I. Hindmarch, The effects of acute doses of fexofenadine, promethazine, and placebo on cognitive and psychomotor function in healthy Japanese volunteers. Ann. Allergy Asthma Immunol. **90** (4), 404–410 (2003)

D.W. Rimmer, D.B. Boivin et al., Dynamic resetting of the human circadian pacemaker by intermittent bright light. Am. J. Physiol. Regul. Integr. Comp. Physiol, **279** (5), R1574–R1579 (2000)

J. Rittweger, H.M. Frost et al., Muscle atrophy and bone loss after 90 days' bed rest and the effects of flywheel resistive exercise and pamidronate: results from the LTBR study. Bone **36** (6), 1019–1029 (2005)

M.S. Roberts, M.J. Denton, Effect of posture and sleep on pharmacokinetics. I. Amoxycillin. Eur. J. Clin. Pharmacol. **18** (2), 175–183 (1980)

M.D. Ross, D.L. Tomko, Effect of gravity on vestibular neural development. Brain Res. Brain Res. Rev. **28** (1–2), 44–51 (1998)

A.C. Rossum, M.L. Wood et al., Evaluation of cardiac rhythm disturbances during extravehicular activity. Am. J. Cardiol. **79** (8), 1153–1155 (1997)

A.C. Rossum, M.G. Ziegler et al., Effect of spaceflight on cardiovascular responses to upright posture in a 77-year-old astronaut. Am. J. Cardiol. **88** (11), 1335–1337 (2001)

M. Rowland, Hemodynamic factors in pharmacokinetics. Triangle **14** (3–4), 109–116 (1975)

T.A. Roy, M.R. Blackman et al., Interrelationships of serum testosterone and free testosterone index with FFM and strength in aging men. Am. J. Physiol. Endocrinol. Metab. **283** (2), E284–E294 (2002)

R.H. Rumble, M.S. Roberts et al., Effects of posture and sleep on the pharmacokinetics of parac-etamol (acetaminophen) and its metabolites. Clin. Pharmacokinet. **20** (2), 167–173 (1991)

R.L. Sack, D. Auckley et al., Circadian rhythm sleep disorders: part I, basic principles, shift work and jet lag disorders. An American Academy of Sleep Medicine review. Sleep **30** (11), 1460–1483 (2007)

R.L. Sack, R.J. Hughes et al., Sleep-promoting effects of melatonin: at what dose, in whom, under what conditions, and by what mechanisms? Sleep **20** (10), 908–915 (1997)

S.D. Saini, P. Schoenfeld et al., Effect of medication dosing frequency on adherence in chronic diseases. Am. J. Manag. Care **15** (6), e22–e33 (2009)

S. Saivin, A. Pavy-Le Traon et al., Impact of a four-day head-down tilt (–6 degrees) on lidocaine pharmacokinetics used as probe to evaluate hepatic blood flow. J. Clin. Pharmacol. **35** (7), 697–704 (1995)

S. Saivin, A. Pavy-Le Traon et al., Pharmacology in space: pharmacokinetics. Adv. Space Biol. Med. **6**, 107–121 (1997)

G.J. Sanger, P.L. Andrews, Treatment of nausea and vomiting: gaps in our knowledge. Auton. Neurosci. **129** (1–2), 3–16 (2006)

D. Santucci, N. Francia et al., A mouse model of neurobehavioural response to altered gravity conditions: an ontogenetical study. Behav. Brain Res. **197** (1), 109–118 (2009)

P.A. Santy, M.W. Bungo, Pharmacologic considerations for shuttle astronauts. J. Clin. Pharmacol. **31** (10), 931–933 (1991)

G. Sato, A. Uno et al., Effects of hypergravity on histamine H1 receptor mRNA expression in hypothalamus and brainstem of rats: implications for development of motion sickness. Acta Otolaryngol. **129** (1), 45–51 (2009)

I. Sayet, G. Neuilly et al., Influence of spaceflight, hindlimb suspension, and venous occlusion on alpha 1-adrenoceptors in rat vena cava. J. Appl. Physiol. **78** (5), 1882–1888 (1995)

M.B. Scharf, T. Roth et al., A multicenter, placebo-controlled study evaluating zolpidem in the treatment of chronic insomnia. J. Clin. Psychiatry **55** (5), 192–199 (1994)

P. Schlyter, Radiometry and photometry in astronmoy FAQ (2006), Retrieved 11/12/2009, from, http://stjarnhimlen.se/comp/radfaq, html#10

B.O. Schneeman, Gastrointestinal physiology and functions. Br. J. Nutr. **88** (Suppl 2), S159–S163 (2002)

S. Schneider, V. Brummer et al., Parabolic flight experience is related to increased release of stress hormones. Eur. J. Appl. Physiol. **100** (3), 301–308 (2007)

D.J. Schroeder, W.E. Collins et al., Effects of some motion sickness suppressants on static and dynamic tracking performance. Aviat. Space Environ. Med. **56** (4), 344–350 (1985)

E.L. Schuck, M. Grant et al., Effect of simulated microgravity on the disposition and tissue penetration of ciprofloxacin in healthy volunteers. J. Clin. Pharmacol. **45** (7), 822–831 (2005)

S. Schutte–Rodin, L. Broch et al., Clinical guideline for the evaluation and management of chronic insomnia in adults. J. Clin. Sleep Med. **4** (5), 487–504 (2008)

H.S. Sedlacek, D.S. Ramsey et al., Comparative efficacy of maropitant and selected drugs in preventing emesis induced by centrally or peripherally acting emetogens in dogs. J. Vet. Pharmacol. Ther. **31** (6), 533–537 (2008)

D.E. Sellmeyer, M. Schloetter et al., Potassium citrate prevents increased urine calcium excretion and bone resorption induced by a high sodium chloride diet. J. Clin. Endocrinol. Metab. **87** (5), 2008–2012 (2002)

G. Sener, L. Kabasakal et al., Ginkgo biloba extract protects against ionizing radiation–induced oxidative organ damage in rats. Pharmacol. Res. **53** (3), 241–252 (2006)

H. Senzaki, T. Yasui et al., Alendronate inhibits urinary calcium microlith formation in a three–dimensional culture model. Urol. Res. **32** (3), 223–228 (2004)

J.M. Serrador, T.T. Schlegel et al., Cerebral hypoperfusion precedes nausea during centrifugation. Aviat. Space Environ. Med. **76** (2), 91–96 (2005)

J.M. Serrador, T.T. Schlegel et al., Vestibular effects on cerebral blood flow. BMC Neurosci. **10**, 119 (2009)

J.M. Serrador, J.K. Shoemaker et al., Cerebral vasoconstriction precedes orthostatic intolerance after parabolic flight. Brain Res. Bull. **53** (1), 113–120 (2000)

K.G. Shah, R. Wu et al., Human ghrelin ameliorates organ injury and improves survival after radiation injury combined with severe sepsis. Mol. Med. **15** (11–12), 407–414 (2009)

L. Shargel, S. Wu–Pong et al., *Applied Biopharmaceutics and Pharmacokinetics* (McGraw Hill, New York, 2005)

S.–J. Shi, S.H. Platts, et al., Effects of midodrine, promethazine, and their combination on orthostatic intolerance in normal subjects. Aviat. Space Environ. Med., in review (2010)

S.J. Shi, D.A. South et al., Fludrocortisone does not prevent orthostatic hypotension in astronauts after spaceflight. Aviat. Space Environ. Med. **75** (3), 235–239 (2004)

V.M. Shilov, N.N. Lizko et al., Changes in the microflora of man during long–term confinement. Life Sci. Space Res. **9**, 43–49 (1971)

M. Shiraishi, M. Schou et al., Comparison of acute cardiovascular responses to water immersion and head–down tilt in humans. J. Appl. Physiol. **92** (1), 264–268 (2002)

J. Sibonga, *Risk of Accelerated Osteoporosis* (NASA, Houston TX, HHC, 2008a)

J. Sibonga, *Risk of Bone Fracture* (NASA, Houston TX, HHC, 2008b)

J.M. Siegel, Sleep viewed as a state of adaptive inactivity. Nat. Rev. Neurosci. **10** (10), 747–753 (2009)

R. Sih, J.E. Morley et al., Testosterone replacement in older hypogonadal men: a 12–month randomized controlled trial. J. Clin. Endocrinol. Metab. **82** (6), 1661–1667 (1997)

N. Simpson, D.F. Dinges, Sleep and inflammation. Nutr. Rev. **65** (12 Pt 2), S244–S252 (2007)

A.N. Siriwardena, M.Z. Qureshi et al., Magic bullets for insomnia? Patients' use and experiences of newer (Z drugs) versus older (benzodiazepine) hypnotics for sleep problems in primary care. Br. J. Gen. Pract. **58** (551), 417–422 (2008)

A.N. Siriwardena, Z. Qureshi et al., GPs' attitudes to benzodiazepine and 'Z–drug' prescribing: a barrier to implementation of evidence and guidance on hypnotics. Br. J. Gen. Pract. **56** (533), 964–967 (2006)

J.T. Slattery, J.M. Wilson et al., Dose–dependent pharmacokinetics of acetaminophen: evidence of glutathione depletion in humans. Clin. Pharmacol, Ther. **41** (4), 413–418 (1987)

R.F. Smith, K. Stanton et al., Quantitative electrocardiography during extended space flight: the second manned Skylab mission. Aviat. Space Environ. Med. **47** (4), 353–359 (1976)

S.M. Smith, M.E. Wastney et al., Calcium metabolism before, during, and after a 3–mo spaceflight: kinetic and biochemical changes. Am. J. Physiol. **277** (1 Pt 2), R1–R10 (1999)

S.M. Smith, S.R. Zwart, Nutritional biochemistry of spaceflight. Adv. Clin. Chem. **46**, 87–130 (2008)

S.M. Smith, S.R. Zwart et al., Nutrient–drug interactions, in *Nutritional Biochemistry of Space Flight* (Nova Science, New York, 2009a)

S.M. Smith, S.R. Zwart et al., Space programs and space food systems, in *Nutritional Biochemistry of Space Flight* (Nova Science, New York, 2009b)

P.J. Snyder, H. Peachey et al., Effects of testosterone replacement in hypogonadal men. J.

Clin. Endocrinol. Metab. **85** (8), 2670–2677 (2000)

M.D. Sockol, D.A. Raichlen et al., Chimpanzee locomotor energetics and the origin of human bipedalism. Proc. Natl. Acad. Sci. USA **104** (30), 12265–12269 (2007)

Q.H. Song, K. Toriizuka et al., Effect of Kampo herbal medicines on murine water metabolism in a microgravity environment. Am. J. Chin. Med. **30** (4), 617–627 (2002)

D. Soyal, A. Jindal et al., Modulation of radiation-induced biochemical alterations in mice by rosemary (*Rosemarinus officinalis*) extract. Phytomedicine **14** (10), 701–705 (2007)

E.R. Spector, S.M. Smith et al., Skeletal effects of long-duration head-down bed rest. Aviat. Space Environ. Med. **80** (5 Suppl), A23–A28 (2009)

H.A. Spiller, D. Borys et al., Toxicity from modafinil ingestion. Clin. Toxicol. (Phila.) **47**(2), 153–156 (2009)

V. Srinivasan, S.R. Pandi-Perumal et al., Melatonin and melatonergic drugs on sleep: possible mechanisms of action. Int. J. Neurosci. **119** (6), 821–846 (2009)

V. Srinivasan, D.W. Spence et al., Jet lag: therapeutic use of melatonin and possible application of melatonin analogs. Travel Med. Infect. Dis. **6** (1–2), 17–28 (2008)

T.P. Stein, M.J. Leskiw, Oxidant damage during and after spaceflight. Am. J. Physiol. Endocrinol. Metab. **278** (3), E375–E382 (2000)

P.C. Stepaniak, S.R. Ramchandani et al., Acute urinary retention among astronauts. Aviat. Space Environ. Med. **78** (4 Suppl), A5–A8 (2007)

R.M. Stern, K.L. Koch et al., Tachygastria and motion sickness. Aviat. Space Environ. Med. **56** (11), 1074–1077 (1985)

D.R. Stickney, C. Dowding et al., 5-androstenediol improves survival in clinically unsupported rhesus monkeys with radiation-induced myelosuppression. Int. Immunopharmacol. **7** (4), 500–505 (2007)

J.R. Stott, G.R. Barnes et al., The effect on motion sickness and oculomotor function of GR 38032F, a 5-HT3-receptor antagonist with anti-emetic properties. Br. J. Clin. Pharmacol. **27** (2), 147–157 (1989)

A. Sullivan, C. Edlund et al., Effect of antimicrobial agents on the ecological balance of human microflora. Lancet Infect. Dis. **1** (2), 101–114 (2001)

W.K. Sumanasekera, G.U. Sumanasekera et al., Estradiol and dihydrotestosterone regulate endothelial cell barrier function after hypergravity-induccd alterations in MAPK activity. Am. J. Physiol. Cell Physiol. **293** (2), C566–C573 (2007)

R.L. Summers, D.S. Martin et al., Mechanism of spaceflight-induced changes in left ventricular mass. Am. J. Cardiol. **95** (9), 1128–1130 (2005)

N.R. Swerdlow, M.A. Geyer, Using an animal model of deficient sensorimotor gating to study the pathophysiology and new treatments of schizophrenia. Schizophr. Bull. **24** (2), 285–301 (1998)

T. Taddeo, C. Armstrong, Spaceflight medical systems, in *Principles of Clinical Medicine for Space Flight*, ed. by M. Barratt, S. Pool (Springer, New York, 2008)

B. Takacs, D. Hanak, A prototype home robot with an ambient facial interface to improve drug compliance. J. Telemed. Telecare **14** (7), 393–395 (2008)

R. Tamma, G. Colaianni et al., Oxytocin is an anabolic bone hormone. Proc, Natl. Acad. Sci. USA **106** (17), 7149–7154 (2009)

D.X. Tan, L.C. Manchester et al., One molecule, many derivatives: a never–ending interaction of melatonin with reactive oxygen and nitrogen species? J. Pineal Res. **42** (1), 28–42 (2007)

D.D. Taub, Novel connections between the neuroendocrine and immune systems: the ghrelin immunoregulatory network. Vitam. Horm. **77**, 325–346 (2008)

K.H. Taylor, L.S. Middlefell et al., Osteonecrosis of the jaws induced by anti–RANK ligand therapy. Br. J. Oral Maxillofac. Surg. **48** (3), 221–223 (2009)

D.G. Thompson, A.S. Mason et al., Mineralocorticoid replacement in Addison's disease. Clin. Endocrinol. (Oxf.) **10** (5), 499–506 (1979)

W.E. Thornton, T.P. Moore et al., Clinical characterization and etiology of space motion sickness. Aviat. Space Environ. Med. **58** (9 Pt 2), A1–A8 (1987)

M.E. Tischler, E.J. Henriksen et al., Spaceflight on STS–48 and earth–based unweighting produce similar effects on skeletal muscle of young rats. J. Appl. Physiol. **74** (5), 2161–2165 (1993)

R. Tixador, G. Richoilley et al., Study of minimal inhibitory concentration of antibiotics on bacteria cultivated in vitro in space (Cytos 2 experiment). Aviat. Space Environ. Med. **56** (8), 748–751 (1985)

B.W. Tobin, P.N. Uchakin et al., Insulin secretion and sensitivity in space flight: diabetogenic effects. Nutrition **18** (10), 842–848 (2002)

O. Tochikubo, A. Ikeda et al., Effects of insufficient sleep on blood pressure monitored by a new multibiomedical recorder. Hypertension **27** (6), 1318–1324 (1996)

N. Treister, N. Sheehy et al., Dental panoramic radiographic evaluation in bisphosphonate–associated osteonecrosis of the jaws. Oral Dis. **15** (1), 88–92 (2009)

D. Tricarico, A. Mele et al., Phenotype–dependent functional and pharmacological properties of BK channels in skeletal muscle: effects of microgravity. Neurobiol. Dis. **20** (2), 296–302 (2005)

R. Tricker, R. Casaburi et al., The effects of supraphysiological doses of testosterone on angry behavior in healthy eugonadal men–a clinical research center study. J. Clin.

Endocrinol. Metab. **81** (10), 3754–3758 (1996)

K. Tsuji, P.D. Rahn et al., ^{60}Co–irradiation as an alternate method for sterilization of penicillin G, neomycin, novobiocin, and dihydrostreptomycin. J. Pharm. Sci. **72** (1), 23–26 (1983)

P.L. Turner, M.A. Mainster, Circadian photoreception: ageing and the eye's important role in systemic health. Br. J. Ophthalmol. **92** (11), 1439–1444 (2008)

K. Turnheim, When drug therapy gets old: pharmacokinetics and pharmacodynamics in the elderly. Exp. Gerontol. **38** (8), 843–853 (2003)

K. Turnheim, Drug therapy in the elderly. Exp. Gerontol. **39** (11–12), 1731–1738 (2004)

J. Urquhart, B. Vrijens, 'Hedged' prescribing for partially compliant patients. Clin. Pharmacokinet. **45** (1), 105–108 (2006)

H.P. Van Dongen, D.F. Dinges, Sleep, circadian rhythms, and psychomotor vigilance. Clin. Sports Med. **24** (2), 237–249 (2005). vii–viii

H.P. Van Dongen, N.J. Price et al., Caffeine eliminates psychomotor vigilance deficits from sleep inertia. Sleep **24** (7), 813–819 (2001)

A. van Oeveren, M. Motamedi et al., Discovery of 6–N, N–bis (2,2,2–trifluoroethy1) amino–4–triflu–oromethylquinolin–2(1 H)–one as a novel selective androgen receptor modulator. J. Med. Chem. **49** (21), 6143–6146 (2006)

C.G. Vecsey, G.S. Baillie et al., Sleep deprivation impairs cAMP signalling in the hippocampus. Nature **461** (7267), 1122–1125 (2009)

B. Verheyden, J. Liu et al., Adaptation of heart rate and blood pressure to short and long duration space missions. Respir. Physiol. Neurobiol. **169** (Suppl 1), S13–S16 (2009)

J. Vernikos, V.A. Convertino, Advantages and disadvantages of fludrocortisone or saline load in preventing post–spaceflight orthostatic hypotension. Acta Astronaut. **33**, 259–266 (1994)

J. Vernikos, M.F. Dallman et al., Drug effects on orthostatic intolerance induced by bedrest. J. Clin. Pharmacol. **31** (10), 974–984 (1991)

B. Vrijens, J. Urquhart, Patient adherence to prescribed antimicrobial drug dosing regimens. J. Antimicrob. Chemother. **55** (5), 616–627 (2005)

C.E. Wade, M.M. Miller et al., Body mass, energy intake, and water consumption of rats and humans during space flight. Nutrition **18** (10), 829–836 (2002)

C.E. Wade, T.J. Wang et al., Rat growth, body composition, and renal function during 30 days increased ambient CO2 exposure. Aviat. Space Environ. Med. **71** (6), 599–609 (2000)

J.K. Walsh, C.L. Engelhardt, Trends in the pharmacologic treatment of insomnia. J. Clin.

Psychiatry **53**, 10–17 (1992). discussion 18

J.K. Walsh, G.W. Vogel et al., A five week, polysomnographic assessment of zaleplon 10 mg for the treatment of primary insomnia. Sleep Med. **1** (1), 41–49 (2000)

C. Wang, G. Cunningham et al., Long-term testosterone gel (AndroGel) treatment maintains beneficial effects on sexual function and mood, lean and fat mass, and bone mineral density in hypogonadal men. J. Clin. Endocrinol. Metab. **89** (5), 2085–2098 (2004)

C. Wang, R.S. Swerdloff et al., Transdermal testosterone gel improves sexual function, mood, muscle strength, and body composition parameters in hypogonadal men. J. Clin. Endocrinol. Metab. **85** (8), 2839–2853 (2000)

G. Wang, H.M. Lee et al., Ghrelin – not just another stomach hormone. Regul. Pept. **105** (2), 75–81 (2002)

S.S. Wang, T.A. Good, Effect of culture in a rotating wall bioreactor on the physiology of differentiated neuron-like PC12 and SH-SY5Y cells. J. Cell Biochem. **83** (4), 574–584 (2001)

Y. Watanabe, H. Ohshima et al., Intravenous pamidronate prevents femoral bone loss and renal stone formation during 90-day bed rest. J. Bone Miner. Res. **19** (11), 1771–1778 (2004)

D.E. Watenpaugh, S.F. Vissing et al., Pharmacologic atrial natriuretic peptide reduces human leg capillary filtration. J. Cardiovasc. Pharmacol. **26** (3), 414–419 (1995)

W.W. Waters, S.H. Platts et al., Plasma volume restoration with salt tablets and water after bed rest prevents orthostatic hypotension and changes in supine hemodynamic and endocrine variables. Am. J. Physiol. Heart Circ. Physiol. **288** (2), H839–H847 (2005)

W.W. Waters, M.G. Ziegler et al., Postspaceflight orthostatic hypotension occurs mostly in women and is predicted by low vascular resistance. J. Appl. Physiol. **92** (2), 586–594 (2002)

D. Watt, L. Lefebvre, Vestibular suppression during space flight. J. Vestib. Res. **13** (4–6), 363–376 (2003)

W.B. Webb, Sleep as an adaptive response. Percept. Mot. Skills **38** (3), 1023–1027 (1974)

N.J. Wesensten, Effects of modafinil on cognitive performance and alertness during sleep deprivation. Curr. Pharm. Des. **12** (20), 2457–2471 (2006)

N.J. Wesensten, T.J. Balkin et al., Reversal of triazolam-and zolpidem-induced memory impairment by flumazenil. Psychopharmacology (Berl.) **121** (2), 242–249 (1995)

L. West, *Dream Psychology and the New Biology of Dreaming* (Charles C. Thomas, Springfield, IL, 1969)

M.H. Whitnall, C.E. Inal et al., In vivo radioprotection by 5-androstenediol: stimulation of the innate immune system. Radiat. Res. **156** (3), 283–293 (2001)

M.H. Whitnall, V. Villa et al., Molecular specificity of 5-androstenediol as a systemic radiopro-tectant in mice. Immunopharmacol. Immunotoxicol. **27** (1), 15–32 (2005)

P.A. Whitson, R.A. Pietrzyk et al., Effect of potassium citrate therapy on the risk of renal stone formation during spaceflight. J. Urol. **182** (5), 2490–2496 (2009)

P.A. Whitson, L. Putcha et al., Melatonin and cortisol assessment of circadian shifts in astronauts before flight. J. Pineal Res. **18** (3), 141–147 (1995)

M.L. Wiederhold, J.L. Harrison et al., A critical period for gravitational effects on otolith formation. J. Vestib. Res. **13** (4–6), 205–214 (2003)

J.R. Williamson, N.J. Vogler et al., Regional variations in the width of the basement membrane of muscle capillaries in man and giraffe. Am. J. Pathol. **63** (2), 359–370 (1971)

J.W. Wilson, S. Thibeault, et al., Issues in protection from galactic cosmic rays. Radiat. Environ. Biophys. **34**: 217–222 (1995)

J.W. Wilson, C.M. Ott et al., Space flight alters bacterial gene expression and virulence and reveals a role for global regulator Hfq. Proc. Natl. Acad. Sci. USA **104** (41), 16299–16304 (2007)

J.W. Wilson, C.M. Ott et al., Media ion composition controls regulatory and virulence response of Salmonella in spaceflight. PLoS One **3** (12), e3923 (2008)

J.W. Wilson, R. Ramamurthy et al., Microarray analysis identifies Salmonella genes belonging to the low-shear modeled microgravity regulon. Proc. Natl. Acad. Sci. USA **99** (21), 13807–13812 (2002)

S.M. Wimalawansa, S.J. Wimalawansa, Simulated weightlessness-induced attenuation of testosterone production may be responsible for bone loss. Endocrine **10** (3), 253–260 (1999)

C.D. Wood, A. Graybiel, Evaluation of sixteen anti-motion sickness drugs under controlled laboratory conditions. Aerosp. Med. **39** (12), 1341–1344 (1968)

C.D. Wood, J.E. Manno et al., The effect of antimotion sickness drugs on habituation to motion. Aviat. Space Environ. Med. **57** (6), 539–542 (1986)

C.D. Wood, J.E. Manno et al., Side effects of antimotion sickness drugs. Aviat. Space Environ. Med. **55** (2), 113–116 (1984)

C.D. Wood, J.J. Stewart et al., Therapeutic effects of antimotion sickness medications on the secondary symptoms of motion sickness. Aviat. Space Environ. Med. **61** (2), 157–161 (1990)

M.J. Wood, C.D. Wood et al., Nuclear medicine evaluation of motion sickness and medications on gastric emptying time. Aviat. Space Environ. Med. **58** (11), 1112–1114 (1987)

D. Woodard, G. Knox et al., Phenytoin as a countermeasure for motion sickness in NASA maritime operations. Aviat. Space Environ. Med. **64** (5), 363–366 (1993)

H. Wu, J. Huff, et al., Risk of Acute radiation Syndromes due to Solar Particle Events (NASA, Houston TX, HHC, 2008)

M. Xiao, M.H. Whitnall, Pharmacological countermeasures for the acute radiation syndrome. Curr. Mol. Pharmacol. **2** (1), 122–133 (2009)

J. Xiong, Y. Li et al., Effects of simulated microgravity on nitric oxide level in cardiac myocytes and its mechanism. Sci. China C. Life Sci. **46** (3), 302–309 (2003)

M. Yamaguchi, K. Ozaki et al., Simulated weightlessness and bone metabolism: impairment of glucose consumption in bone tissue. Res. Exp. Med. (Berl.) **191** (2), 105–111 (1991)

B.J. Yates, A.D. Miller, Physiological evidence that the vestibular system participates in autonomic and respiratory control. J. Vestib. Res. **8** (1), 17–25 (1998)

B.J. Yates, A.D. Miller et al., Physiological basis and pharmacology of motion sickness: an update. Brain Res. Bull. **47** (5), 395–406 (1998)

A.D. Yegorov, L.I. Kakurin et al., Effects of an 18–day flight on the human body. Life Sci. Space Res. **10**, 57–60 (1972)

J.J. Zachwieja, S.R. Smith et al., Testosterone administration preserves protein balance but not muscle strength during 28 days of bed rest. J. Clin. Endocrinol. Metab. **84** (1), 207–212 (1999)

G.K. Zammit, B. Corser et al., Sleep and residual sedation after administration of zaleplon, zolpi–dem, and placebo during experimental middle–of–the–night awakening. J. Clin. Sleep Med. **2**(4), 417–423 (2006)

J.E. Zerwekh, C.V. Odvina et al., Reduction of renal stone risk by potassium–magnesium citrate during 5 weeks of bed rest. J. Urol. **177** (6), 2179–2184 (2007)

J.G. Zhi, G. Levy, Kinetics of drug action in disease states. XXXVII. Effects of acute fluid overload and water deprivation on the hypnotic activity of phenobarbital and the neurotoxicity of theophylline in rats. J. Pharmacol. Exp. Ther. **251** (3), 827–832 (1989)

Y. Zhou, M.T. Mi, Genistein stimulates hematopoiesis and increases survival in irradiated mice. J. Radiat. Res. (Tokyo) **46** (4), 425–433 (2005)

S.R. Zwart, J.E. Davis–Street et al., Amino acid supplementation alters bone metabolism during simulated weightlessness. J. Appl. Physiol. **99** (1), 134–140 (2005)

S.R. Zwart, A.R. Hargens et al., The ratio of animal protein intake to potassium intake is a predictor of bone resorption in space flight analogues and in ambulatory subjects. Am. J.

Clin. Nutr. **80**(4), 1058–1065 (2004)

S.R. Zwart, D. Pierson et al., Capacity of Omega-3 fatty acids or eicosapentaenoic acid to counter-act weightlessness-induced bone loss by inhibiting NF-kappaB activation: from cells to bed rest to astronauts. J. Bone Miner. Res. **25** (5), 1049–1057 (2009)